小腹瘦身術

按摩淋巴，打造螞蟻腰

夜久ルミ子

疏通
深層淋巴結
按摩腸道

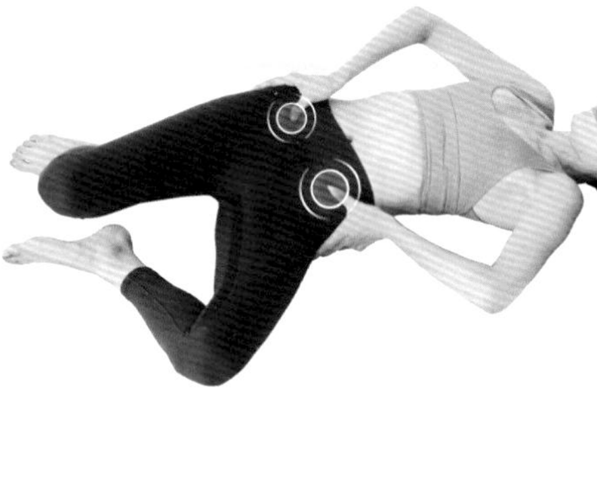

楓葉社

「雖然持續運動，
但小腹的肉
還是減不掉」

「慢性便祕讓我
很不舒服」

「身體的曲線
越來越不明顯」

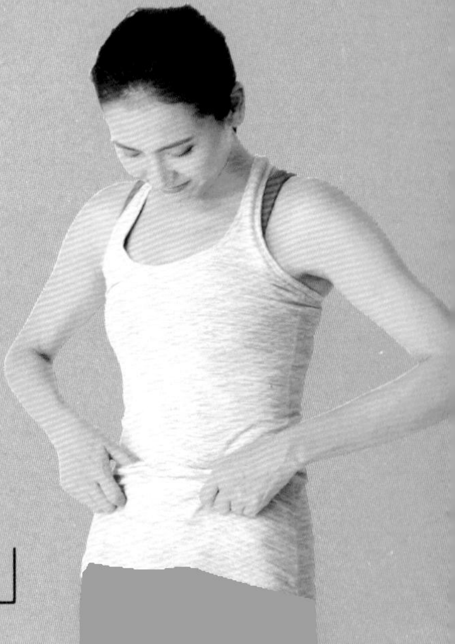

其實這一些煩惱，
有可能都是因為

「討厭自己肌膚變得鬆垮」

「覺得身心都很沉重」

「明明吃得很少，卻越來越胖」

「不知道是不是因為年紀變大，

腸淋巴堵塞造成的！

要讓腸淋巴暢通
這三個部位超重要！

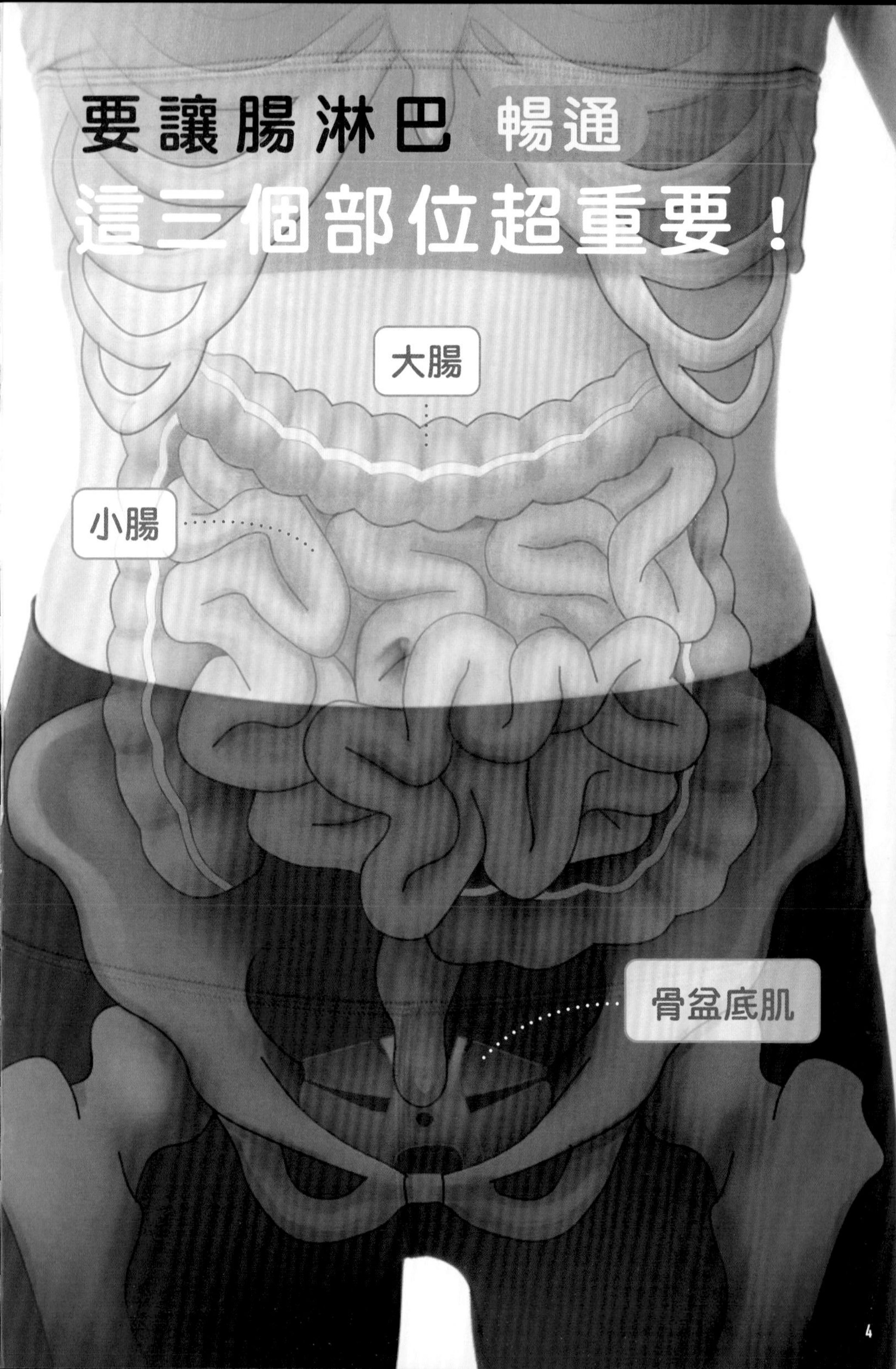

負責代謝脂肪

小腸

全身約有**六成的淋巴**都集中在小腸，是**唯一負責吸收與分解脂肪**的部位。只要促進小腸的功能，讓腸淋巴變得暢通，**代謝脂肪的速度就會變快！**

從根本促進腸道功能！

骨盆底肌

骨盆底肌是一群支撐肛門、陰道與尿道的肌肉，可從下方支撐內臟。**只要讓骨盆底肌活動，就能讓腸淋巴越來越暢通**。

負責排除老舊廢物

大腸

大腸負責讓老舊廢物變成大便再排出，若能正常發揮功能，腸淋巴變暢通，**腸道的好菌就會增加，腸道環境就會變得正常，排便也會更順暢！**

令人驚訝的是，全身約有六成的淋巴集中在腸道，而且許多淋巴都分布於小腸，負責從食物攝取養分、分解脂肪，再將營養輸送到血管與淋巴管，可見小腸在消化系統扮演了相當重要的角色。

當腸淋巴阻塞，脂肪就不會分解，老舊廢物與內臟脂肪就囤積。這就是變得大腹便便的一大原因。

本書要介紹的是從腸道深部促進淋巴暢通的方法，藉此提升代謝脂肪的速率，加速脂肪轉換成熱能，便可將肚子與大腿的多餘脂肪與橘皮組織排出，讓小腹遠離你！

這些壞習慣都會讓你的腸道阻塞！

那些「以為有益健康」的好習慣，有可能是讓腸淋巴堵塞的原因。當腸淋巴堵塞，小腹就會變得凸凸的，也有可能出現便祕、皮膚鬆垮或是其他症狀。

BAD

為了雕塑體態
而每天重訓

大量排出老舊廢物，會使腸淋巴阻塞

重訓這種無氧運動雖然能增加肌肉，但也會產生大量的乳酸與其他的老舊廢物，內臟也會為了消除這些老舊廢物的毒性而拚命工作，所以若沒有找到適當的方法解除內臟的負擔，內臟就會變得太疲勞。此外，**老舊廢物囤積過多也會導致腸淋巴阻塞**。由於脂肪也是老舊廢物之一，所以才會瘦不下來。

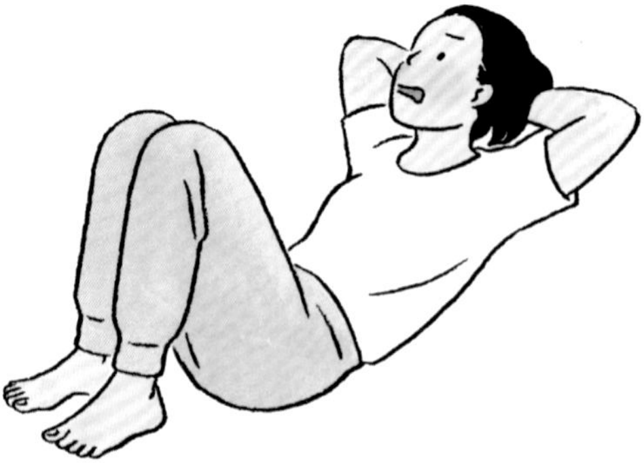

BAD

為了減重而減少進食量

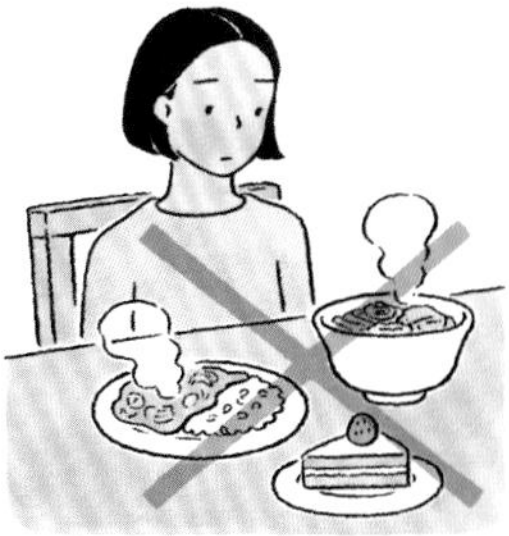

送到腸道的東西變少，腸淋巴就無法流動

減少碳水化合物的比例或是減少進食量，在大腸形成糞便的材料就會變少，大腸的工作就會減少，漸漸地大腸就會失去活力。小腸能吸收的營養也會減少，身體也無法得到足夠的能量，進而出現**疲勞、手腳冰冷、肩膀痠痛、皮膚粗糙這些症狀**。當腸淋巴變得順暢，分解脂肪的速率就會提升，也就能打造吃得多，也不容易囤積脂肪的體質。換言之，能夠在不減少進食量的情況下，健康地瘦下來。

BAD

為了讓身體曲線變美而穿塑身衣！

穿塑身衣會讓腸淋巴阻塞，造成水腫或是皮膚鬆垮這類問題

許多人為了讓身體曲線變美而穿塑身衣，但是，胸部與髖關節都有很大的淋巴結，一旦胸部與臀部被緊緊地勒著，淋巴就會受到壓迫，如此一來，**淋巴就會無法流動，血液循環就會變差，也會出現水腫的問題，整個人看起來會變得胖胖的，皮膚也會變得鬆弛**。在穿塑身衣之前與之後進行本書介紹的腸淋巴舒緩術，就能預防上述的問題。

GOOD

腸淋巴流動後，全身的代謝速率會提升，如此一來，不只小腹會變瘦，也能解決便祕、手腳冰冷的問題，還能打造不易變胖的體質！

實踐本書的方法就能從根本解決身體的不適！

POINT 01 雖然簡單，但瘦身效果顯著！

本書介紹的訓練會在**肌肉施加壓力，刺激位於肌肉內部的深層淋巴**，讓老舊廢物與肚子一帶的內臟脂肪、皮下脂肪排出，還能刺激傳統的腹肌訓練運動無法刺激的深層腹肌，讓深層肌肉得到訓練。這意味著，**當代謝速率提升，生理時鐘變得穩定，腸道保持正常運作，身心就能變得健康**。

深層淋巴是什麼？

淋巴分成位於身體表面的淺層淋巴與位於肌肉之中的深層淋巴，而身體94％的淋巴都於深層淋巴流動。傳統的淋巴按摩只能刺激表層的6％淋巴，但是本書介紹的深層淋巴結疏通術是在肌肉施加壓力，活化深層淋巴管及連接深層與淺層的穿孔淋巴管，使淺層淋巴液流入深層淋巴液，所以幾乎可對100％的淋巴造成刺激，也就能排出大量的老舊廢物以及燃燒脂肪。

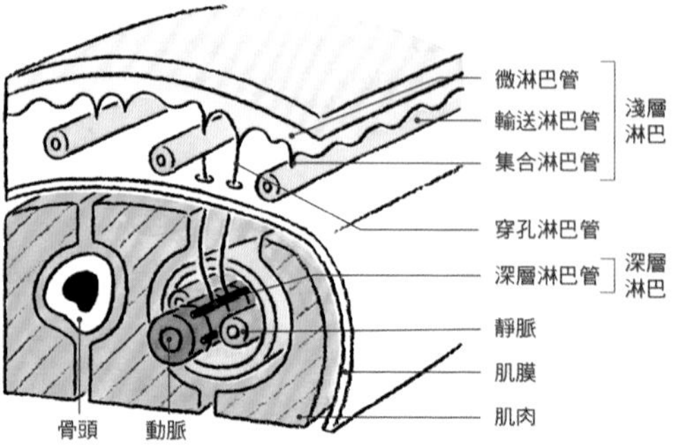

POINT 02 沒有體力與肌耐力也沒問題！

傳統的訓練方法必須具備一定的體力，否則會造成身體的不適與疼痛，也就無法持之以恆。本書介紹的腸淋巴結疏通術只需要在早上起床時，以及晚上睡覺前，在床鋪上面進行即可。時間短，效果佳，所以**能成為日常生活的習慣**，這也是這項疏通術最讓人開心的部分。

POINT 03 活化淋巴，讓血液循環大幅提升！

深層淋巴管與動脈、靜脈並行，**刺激與放鬆肌肉，讓淋巴變得暢通，血液循環也會跟著提升**。當營養、氧氣與含有熱能的血液流經身體的每個角落，肩膀痠痛、腰痛、手腳冰冷、肌膚鬆弛以及各種與美容、健康的煩惱都會跟著消失！還能燃燒脂肪，讓脂肪迅速轉換成能量。

Let's Try!

受測者經驗分享請翻至P28！

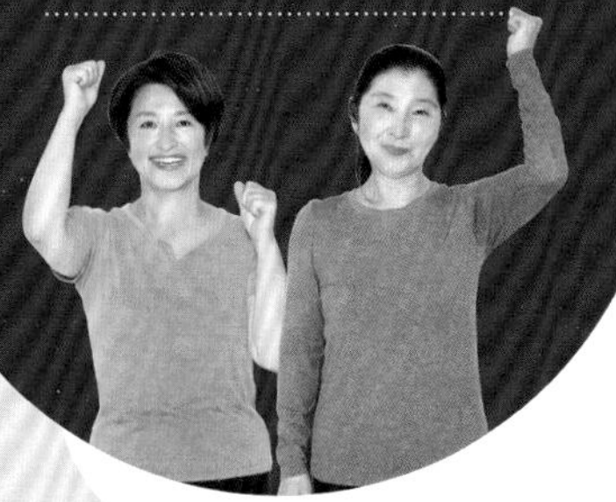

POINT 04 腸道環境健康，心理也變得健康

被譽為幸福荷爾蒙的血清素是保持心理健康所需的荷爾蒙，而這種荷爾蒙約有90％都是於腸道製造。疏通腸道淋巴結，活化腸道機能，保持腸道環境健康，就能源源不絕地製造幸福荷爾蒙，心情也會變得更正面與樂觀！**除了可以讓自律神經變得穩定，還有整腸效果**，腹部也會變得更健康。

前言

人類從腸道開始形成

大家可知道，當胎兒還在媽媽的肚子裡面時，哪個器官最先形成呢？答案是腸道，不是心臟，也不是大腦喲。

腸道是唯一不受大腦控制，能自行運作的內臟，也被稱為「第二個大腦」。與自律神經息息相關的腸道若能正常運作，自律神經就會變得穩定，心情也不易煩躁。

腸道是處理脂肪的臟器

說到腸道，大部分的人都會聯想到「腸道細菌」或是「免疫力」，但腸道最重要的功能是「吸收所有吃進肚子的營養」，而這些營養之中的脂肪則是由腸淋巴結處理，再由腸淋巴管吸收。

換言之，腸道若無法正常運作，脂肪就會在體內囤積，免疫力就會跟著減弱，導致老舊廢物無法排出體外，最終還可能出現自律神經紊亂，心情煩躁的問題。

提升免疫力，調整自律神經

只要實踐本書介紹的「腸淋巴結疏通術」，就能打造不易囤積脂肪的體質，提升免疫力與調整自律神經，如此一來，代謝速率就會跟著提升，大腸也能正常運作，便祕的問題也就跟著消失，而且短時間內就會覺得排便變得十分順暢，肚子以及全身也會變得更加健康與舒適。

我們從近年來的研究得知，腸道細菌負責製造被譽為幸福荷爾蒙的多巴胺與血清素，所以請大家務必持續實踐本書介紹的方法，為自己打造脂肪不易囤積的體質，以及不易感到煩躁與容易感到幸福的心理狀態。這肯定會是一輩子最棒的資產。

夜久ルミ子

目錄 CONTENTS

腸淋巴結疏通按摩

3章 從根源解決各種身體不適！

解決各種症狀的深層淋巴結按摩

身體不適

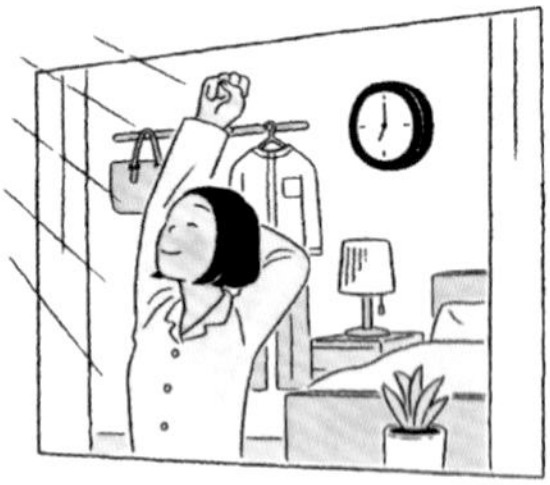

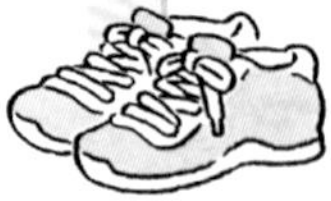

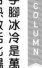

1章

促進深層淋巴流動，讓身體變瘦！

疏通腸淋巴結的方法

全身有六成的淋巴都位於腸道。
疏通位於腸道深層的淋巴結，
就能讓脂肪與老舊廢物一口氣排出，打造易瘦體質。

小腸的淋巴會分解脂肪

其實大部分的淋巴都集中在「腸道」，而其中的小腸則是唯一可分解脂肪的部位，這些脂肪也會由腸淋巴代謝。

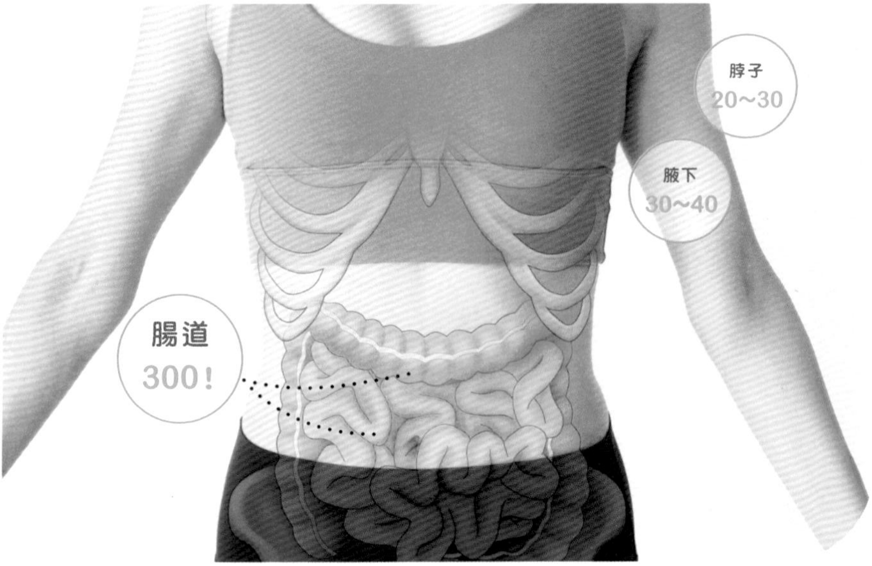

全身約有六成的淋巴集中在腸道

淋巴像是張遍及全身的網子（P21），腋窩的淋巴結約有30～40個，脖子的淋巴結約有20～30個，但是，腸道卻多達300個，在數量上遠遠超過其他部位。換言之，全身有六成的淋巴位於腸道。

除了腸道之外，腹部的橫膈膜與腰部也有不少淋巴，所以只要適當地刺激腹部，就能讓這些淋巴流動，從腹部提升全身的代謝速度。

另一項重點是，腸淋巴負責代謝透過飲食攝取的脂肪。只有小腸的淋巴能夠代謝脂肪，所以讓腸淋巴流動，就能加速燃燒脂肪，讓那些於體內囤積的脂肪被當成老舊廢物排出。

小腸的淋巴會搬運脂肪

小腸的淋巴與一般的淋巴一樣，都會排除病毒、細菌或是其他有害健康的物質，也有增加淋巴球的功能，而淋巴球則是決定免疫力強弱的關鍵。雖然小腸的淋巴具有上述這些功能，但其中最值得注意的莫過於將脂肪搬運到淋巴管的這項功能。在胃部經過消化的食物進入小腸之後，會進一步分解成足以進入血管的大小，再運送到全身，而脂肪會被分解成脂肪酸與甘油再運往淋巴管，重點是，只有小腸具備這項功能。

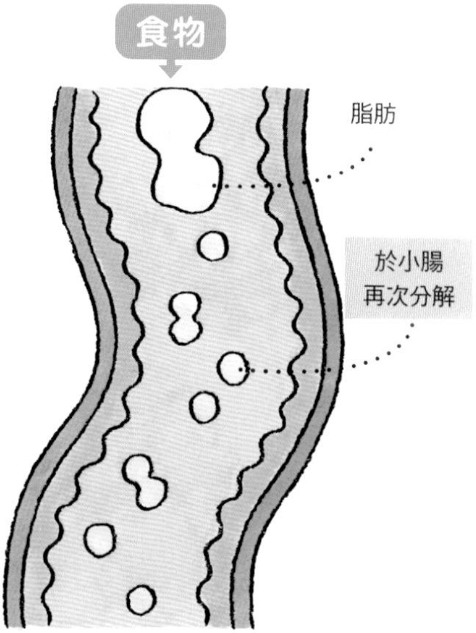

假設小腸的淋巴堵塞的話…

脂肪從淋巴管
進入血液之後，
代謝會變差，
也無法使用

↓

透過微血管
進入皮膚下方，
轉換成皮下脂肪

脂肪會
停留在小腸

↓

黏在腸胃周圍的膜，
轉換成內臟脂肪

大腸為排出老舊廢物的關鍵

小腸負責分解脂肪與吸收營養，而大腸則是將多餘的殘渣當成大便排出體外。

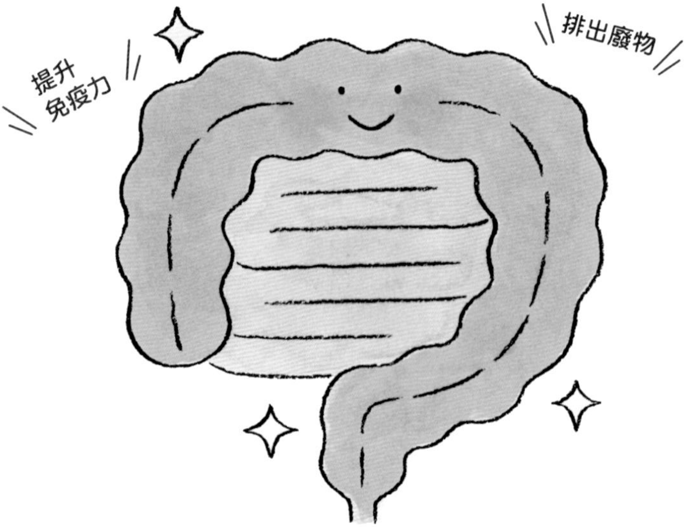

讓大腸正常運作，打造老舊廢物不易囤積的體質

小腸吸收營養後的殘渣會變成固體（大便）排出體外，大腸的腸道細菌也會促進小腸的功能。當大腸無法正常揮發功能，就會出現便祕或是脹氣等問題，腹部也會因此變得鬆垮，身體也會加速老化。小腸功能若是變差，分解營養的速度就會變慢，也無法將食物殘渣運到大腸。形成大便的材料一旦變少，就會出現便祕問題。換言之，小腸與大腸會影響彼此是否正常運作。

假設大腸能正常運作，老舊廢物就能順暢地排出體外，這也會帶來許多好處，例如提升代謝速率，打造易瘦體質，還能改善過敏問題以及美白，同時還能讓人保持精神飽滿的狀態，與容易感到幸福。換言之，保持腸道健康就能保持心理健康。

小腸與大腸的差異

大腸 排出殘渣

經過小腸吸收的食物會變成殘渣。進入大腸之後，會進一步吸收水分與電解質，變成糞便排出體外。此外，腸道細菌也能提升小腸的免疫功能。如果為了減重減少進食量，送往大腸的原料減少，大便也就不容易形成，大腸會因此無法正常發揮功能，所以極端的飲食控制有害腸道健康。

小腸 吸收營養，送走脂肪

小腸是從食物攝取營養，再將營養送往血管與淋巴管的臟器。一般來說，小腸的長度約為6公尺，負責90％的消化與吸收。小腸不需要等待大腦指令，就能自行吸收營養，也能合成血清素這類讓心情恢復平衡的荷爾蒙，也被稱為「第二個大腦」。

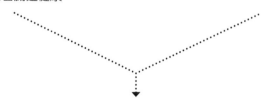

互相合作的狀態最為理想！

COLUMN

腸道與胃部的關係也很密切！

當食物進入胃部，胃部跟著膨脹之後，大腸就會收縮，將糞便送入直腸。胃部清空時，上述的刺激特別明顯，所以早上才特別容易排便。此外，胃部也有副交感神經，所以刺激腸淋巴，提升腸道功能，就能讓腸胃正常運作。

淋巴是美白與健康的關鍵

腸淋巴以及遍及全身的淋巴握有美白與健康的關鍵。讓我們重新了解淋巴所扮演的角色吧！

淋巴是身體的淨化系統

當心臟將血液送往全身，多達60兆個的細胞都會得到氧氣、營養素與熱量，脂肪也會跟著燃燒，傷口會慢慢修復，疲勞也會跟著消失。

當細胞完成自己的工作，老舊廢物與二氧化碳就會流入細胞之間的組織液，接著微血管回收組織液，再順著靜脈回到心臟。

無法於靜脈回收的大型老舊廢物或脂肪會由淋巴管回收，再順著靜脈流往全身。由於這些老舊廢物除了含有營養之外，也含有細菌與其他有害物質，所以當這些老舊廢物沿著淋巴管流經全身時，會由位於淋巴管的「淋巴結」去除上述的細菌或是有害物質。一般來說，淋巴管、淋巴液與淋巴結合稱「淋巴」。

由於全身的淋巴有六成位於腸道，所以只要刺激腸淋巴，就能讓全身的淋巴加速循環。此外，淋巴分成於皮膚表面流動的淺層淋巴與流經身體深處的深層淋巴，只要能讓腸道的深層淋巴正常流動，就能一口氣排出大量的老舊廢物。

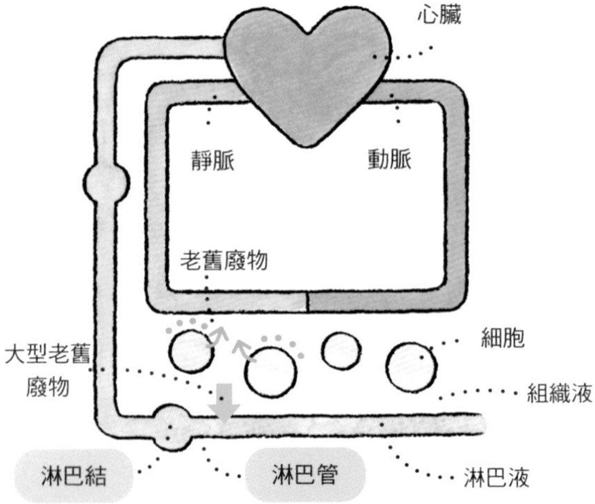

全身的淋巴結與淋巴管

淋巴與血管一樣，都像是遍布全身的網子，而本書介紹的方法除了能刺激腸道，還能同時刺激髂骨、鼠蹊部與其他重要部位，疏通全身的淋巴，創造事半功倍的效果。

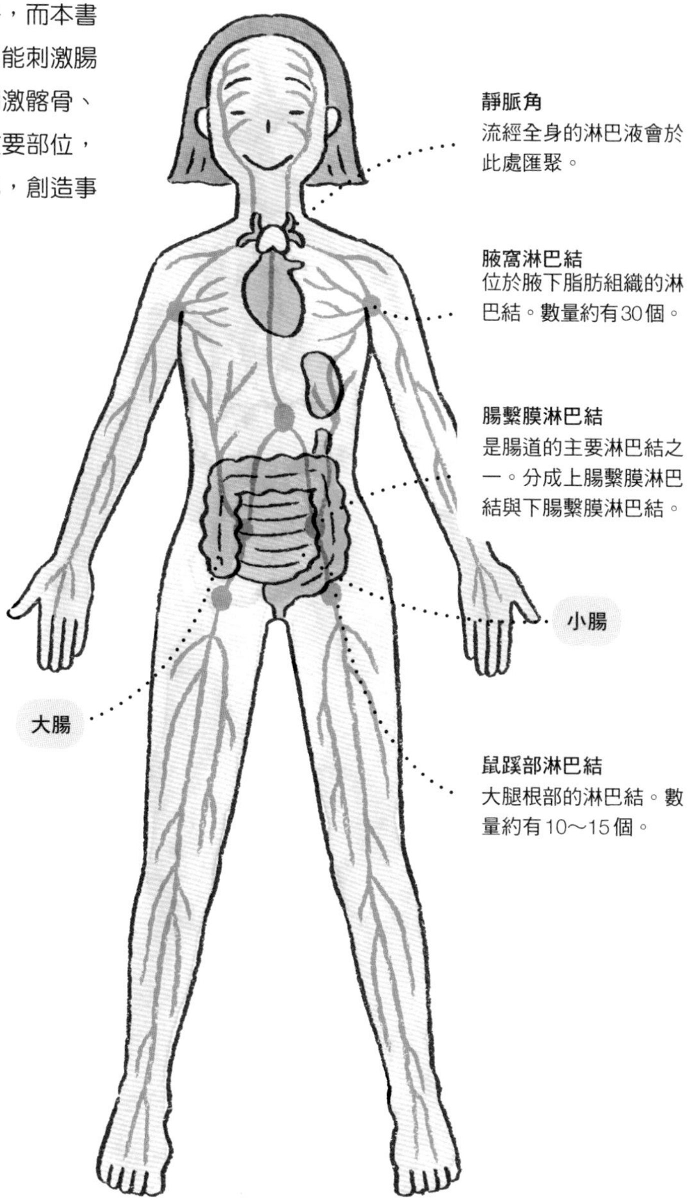

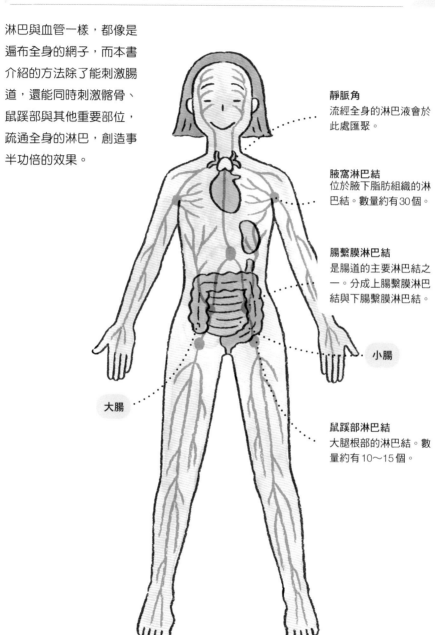

靜脈角
流經全身的淋巴液會於此處匯聚。
腋窩淋巴結
位於腋下脂肪組織的淋巴結。數量約有30個。
腸繫膜淋巴結
是腸道的主要淋巴結之一。分成上腸繫膜淋巴結與下腸繫膜淋巴結。
小腸
大腸
鼠蹊部淋巴結
大腿根部的淋巴結。數量約有10～15個。

腸道的深層淋巴可徹底排出脂肪

令人意外的是，疏通於肌肉之中分布的深層淋巴結，就能讓排出老舊廢物的效率提升10倍！

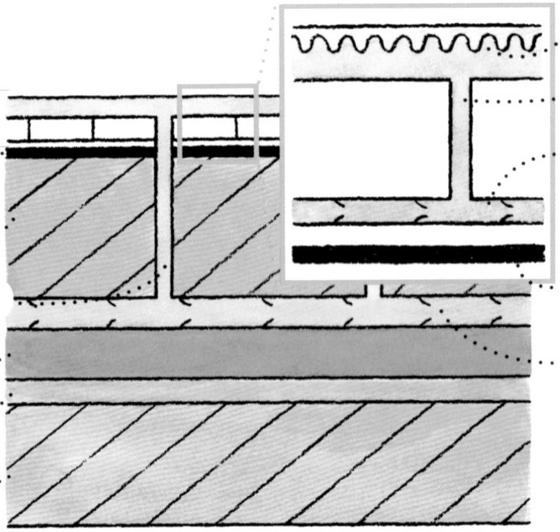

刺激腸淋巴能快速瘦肚子

一如前述，全身約有六成的淋巴位於腸道。常見的「淋巴按摩」都只是溫和地刺激肌膚表面，藉此疏通淺層淋巴。這種按摩方式當然也有一定的效果，但是淺層淋巴只佔全身淋巴的6%，其餘90%以上的淋巴都位於身體深處，所以刺激這些淋巴，效果應該更加顯著。

本書介紹的方法會同時刺激深層淋巴與腸淋巴，讓腹部淋巴更加暢通，藉此排出大量的老舊廢物，也能燃燒內臟脂肪與皮下脂肪，讓肚子快速變小，也能讓全身的多餘脂肪排出體外。

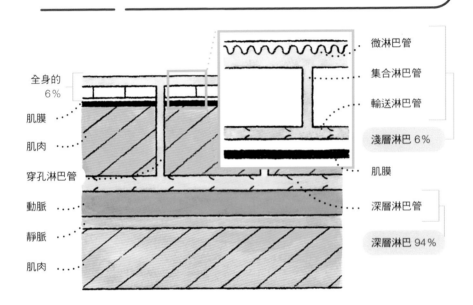

一般的減重與本書介紹的腸淋巴結疏通術的差異

本書介紹的腸淋巴結疏通術

- 疏通與腹部脂肪代謝有關的腸淋巴結，讓深層淋巴變得暢通，就能加速脂肪排出體外，還能讓腸道環境變好，解決便祕的問題！
- 雖然是很溫和的動作，卻能有效刺激腹部的深層肌肉，所以比一般鍛練腹肌的運動更有效果。

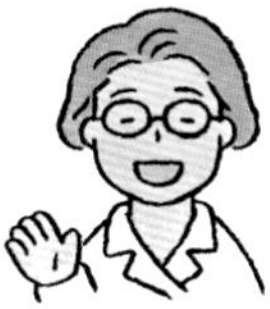

具有維護腸道環境的效果
打造快速燃燒脂肪的易瘦體質。

具有美白與
提升免疫力的效果
讓你從內而外變得美麗！

一般的減重方式

- 重訓會讓體內的乳酸與老舊廢物增加，負責過濾老舊廢物的內臟也會承受更大的負擔，也無法刺激腸淋巴，並可能出現肌肉痠痛問題。

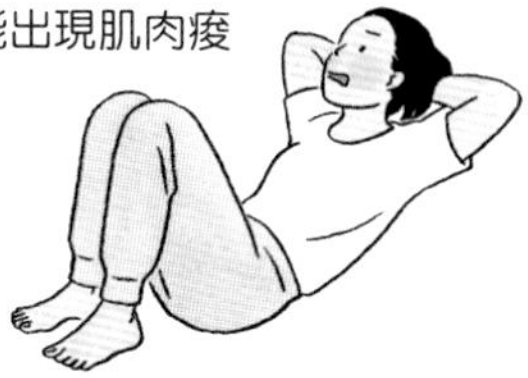

- 通常需要控制飲食，所以會出現熱量攝取不足的問題。這也是造成肩膀僵硬、手腳冰冷、疲勞與身體諸多不適的原因。

就算真的變瘦，
只要回到原本的飲食習慣
就很容易
復胖！

瘦得很衰老
也不漂亮！

藏在骨盆底肌與腸淋巴之間的相關性

在骨盆底部像張吊床分布的骨盆底肌，與腸道功能息息相關。

從下方撐住內臟，讓腹部保持苗條

骨盆底肌主要是拉住肛門與尿道的肌肉，而這種肌肉主要有八條，當我們久坐、運動不足或是太過緊張，骨盆底肌就會變得不靈活，而且生過小孩之後，骨盆底肌還會變得很鬆弛，所以生過小孩的婦女常會有漏尿的問題。嚴重的話，還會出現子宮脫垂的問題。由於無法從外表看到骨盆底肌，所以平常也不會特別注意，而且這八條肌肉也很難鍛練，不過，骨盆底肌卻與女性的健康息息相關。

骨盆底肌負責從骨盆底部支撐膀胱、子宮以及骨盆之內的其他臟器，一旦變得鬆弛，內臟就會下滑，這也是導致小腹變大的元凶。緊實的骨盆底肌能撐住腸子的重量，讓內臟維持在正確的位置。

刺激骨盆底肌也能改善漏尿、便祕與下半身水腫的問題，還能讓腸淋巴變得暢通，間接促進小腸吸收脂肪與大腸蠕動，拉高腰線位置，打造迷人的腰部曲線。

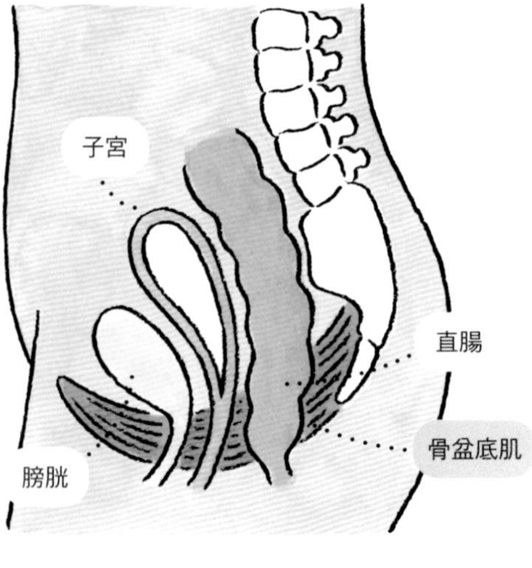

骨盆底肌的構造

A 會陰淺橫肌　B 會陰淺肌膜

下方有會陰深橫肌與會陰深肌膜，負責拉緊男性的尿道，以及女性的尿道與陰道，也與排尿的控制有關。

D 閉孔內肌　E 梨狀肌

這兩條肌肉都可讓髖關節往外旋轉（外旋作用），也能讓大腿骨與髖關節緊緊連結，避免骨盆扭曲。

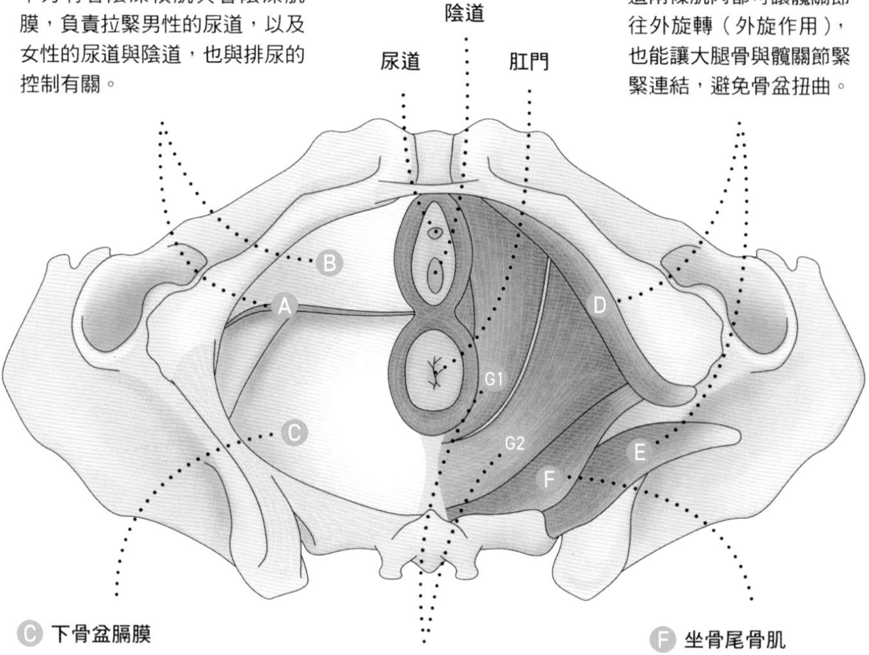

C 下骨盆膈膜

是包覆提肛肌G、坐骨尾骨肌F的肌膜，可防止骨盆之內的臟器下滑。

G 提肛肌

是骨盆底部非常重要的肌肉。前方為恥骨尾骨肌，後方為髂骨尾骨肌，包住大腸終段的直腸，幫助我們排便。

G1 恥骨尾骨肌　G2 髂骨尾骨肌

F 坐骨尾骨肌

與提肛肌G一起撐住骨盆內部的臟器。

這些肌肉統稱為「骨盆底肌」，可幫助髖關節活動，以及讓骨盆內部的臟器正常運作。收緊骨盆底肌等於收緊肛門，而這個動作可讓淋巴由下往上移動，讓腸淋巴更加暢通。

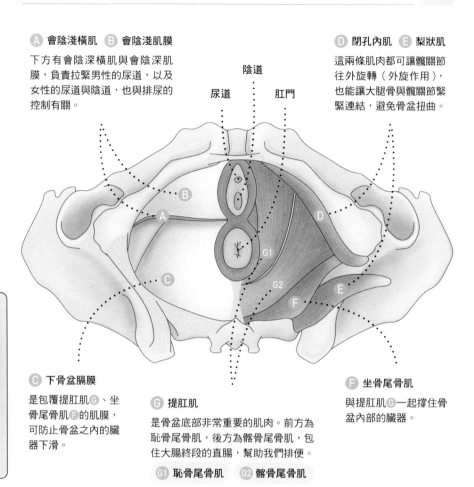

與骨盆底肌有關的腹肌

活動骨盆底肌，就能刺激腹部的深層肌肉。

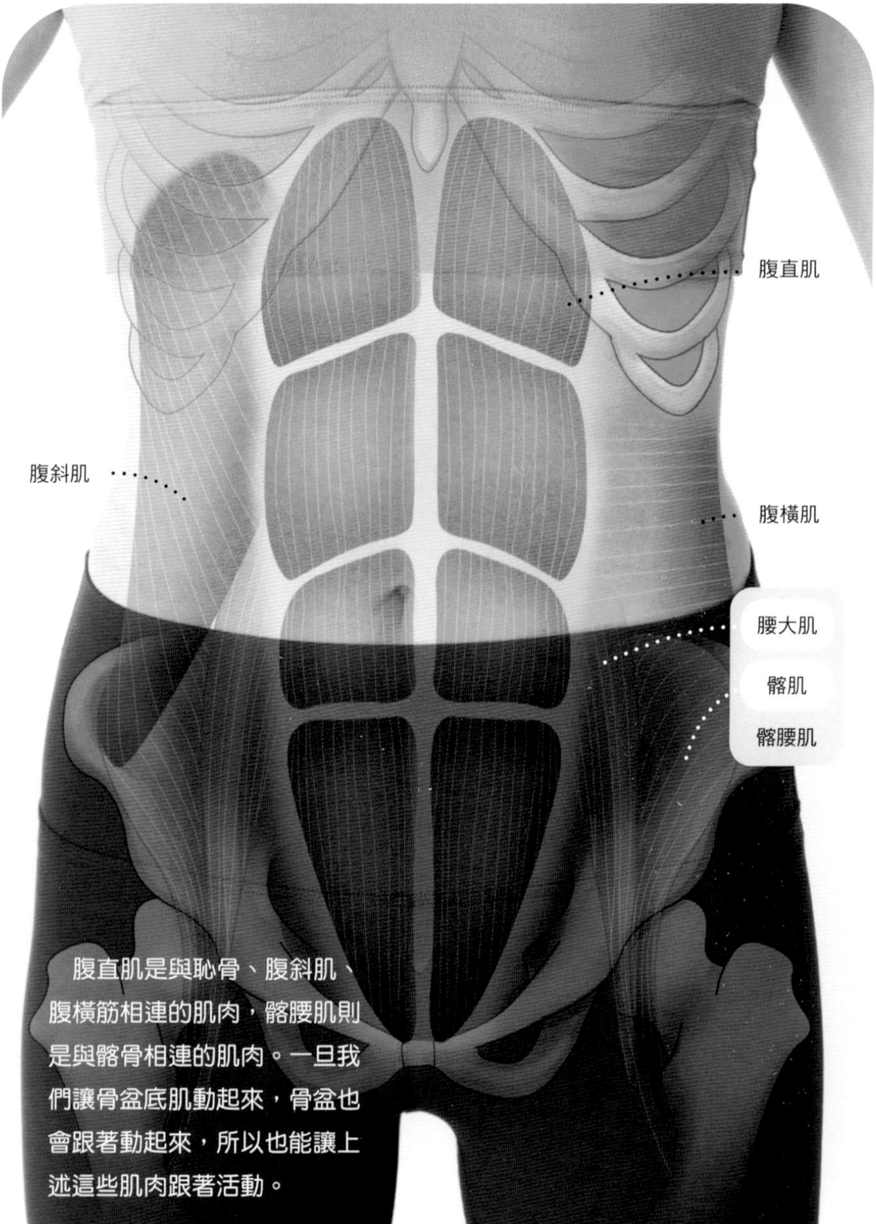

腹直肌是與恥骨、腹斜肌、腹橫筋相連的肌肉，髂腰肌則是與髂骨相連的肌肉。一旦我們讓骨盆底肌動起來，骨盆也會跟著動起來，所以也能讓上述這些肌肉跟著活動。

訓練骨盆底肌，骨盆會跟著活動

與骨盆相連的腹部深層肌肉也會跟著動起來

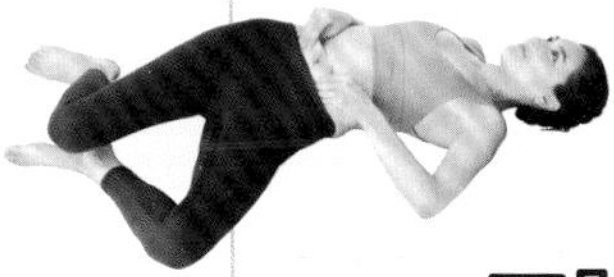

可間接刺激腸道，提升腸道功能

讓骨盆底肌與深層肌肉一起運動，從身體內側拉緊骨盆底肌

骨盆底肌與腹直肌、腹橫肌、髂腰肌這些腹肌彼此連動。

上述的這些肌肉除了腹直肌之外，全部都是深層肌肉，所以很難透過重訓鍛鍊。一旦深層肌肉變得鬆弛，肚子就會下垂，也無法撐住內臟，腹部就會跟著外凸。

本書介紹的腸淋巴結疏通術本來就能刺激這些深層肌肉，還能透過收緊與放鬆骨盆底肌的運動進一步提升效果。此外，這些肌肉的深處就是小腸與大腸，所以只要讓這些肌肉動起來，就能直接刺激腸子。內臟與肌肉一樣，越動越靈活，也越能正常發揮作用。提升腸道功能，腹部瘦下來，就能讓全身變得苗條。

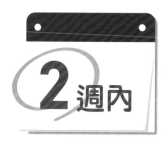

2週內 腸淋巴結疏通按摩 受測者挑戰！

本書請來9位20～60幾歲的受測者體驗腸淋巴結疏通按摩。
每位的小腹與身體都變得很苗條！在此為大家介紹這些受測者有多麼感動。

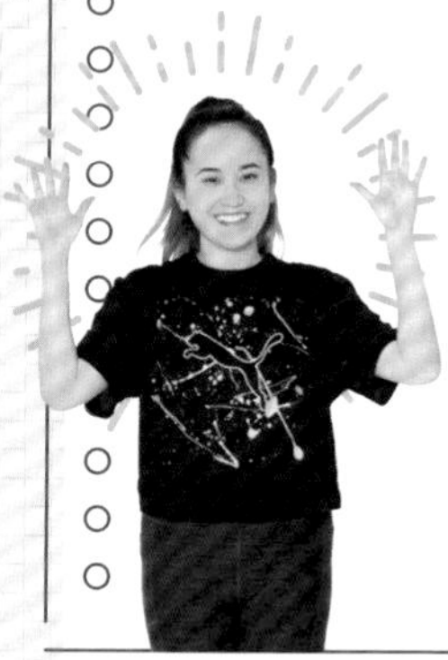

各位受測者的挑戰內容

- ☑ **腸淋巴結疏通按摩**
  ▶▶ P44-63
- ☑ **改善便祕訓練**
  ▶▶ P64-67

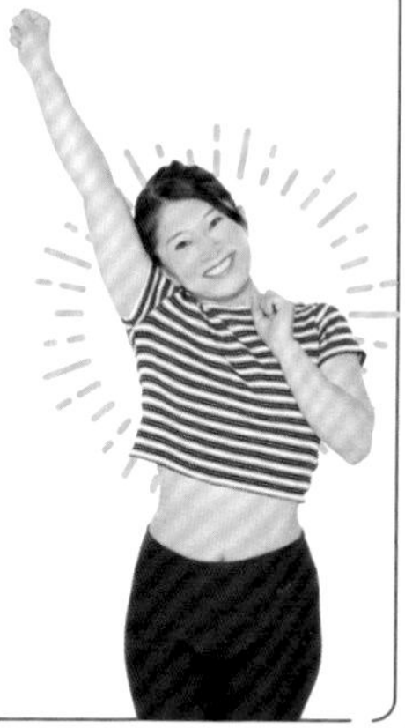

腸淋巴結疏通按摩可讓腹部的肌肉放鬆，讓腸淋巴流動，打造代謝速率變快，脂肪快速燃燒的體質！持續進行這項按摩，就能越來越瘦。可以的話，最好早晚各做一次。容易便祕的人在上完廁所之後，進行改善便祕的訓練，也能進一步排毒喲♪

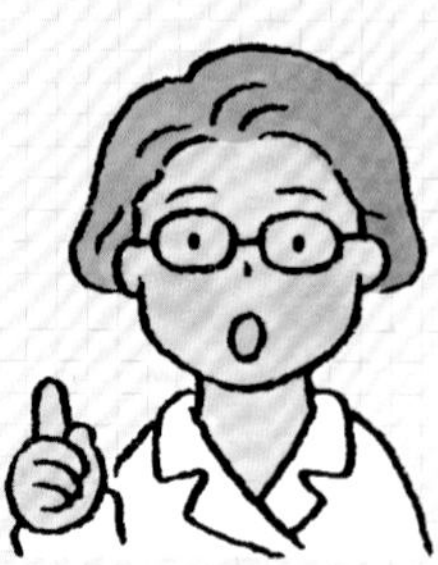

O小姐
（50幾歲，150㎝）

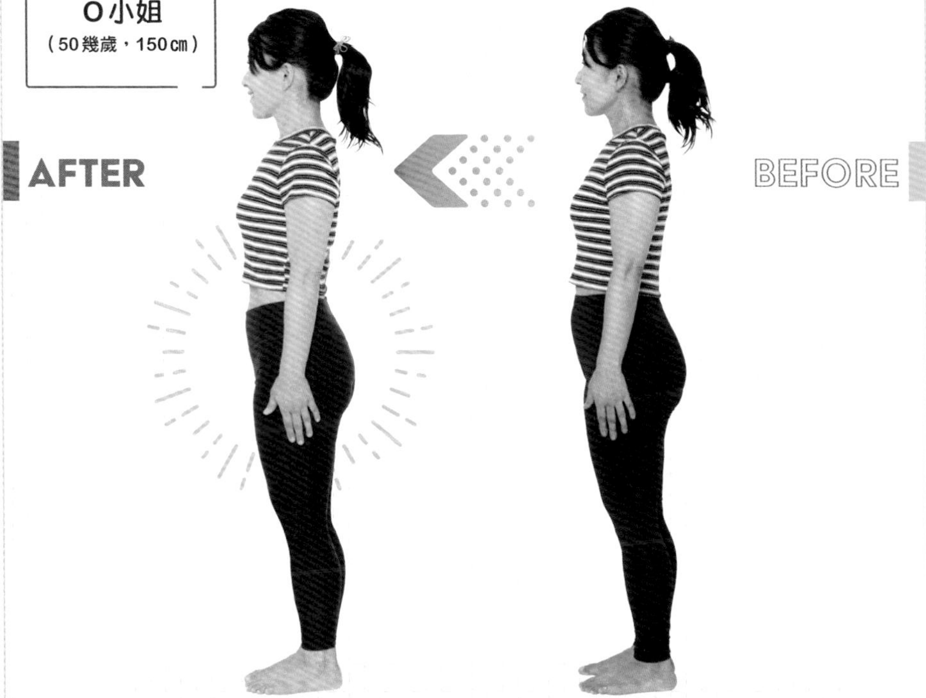

AFTER	變化	BEFORE	部位
51kg	-2kg	53kg	體重
66cm	-5cm	71cm	肚臍上方5㎝
72cm	-6cm	78cm	肚臍周圍
77cm	-5cm	82cm	肚臍下方5㎝
52cm	-2cm	54cm	大腿

沒想到能有如此改變！

開始這項按摩一週之後，身體變得熱熱的，兩週之後，女兒突然跟我說「媽媽，妳瘦了耶」，我也發現身材真的變得苗條。肚子長出明顯的腹肌，肩膀與背部也不再那麼僵硬，全身變得很柔軟♪現在我的目標是讓腰圍瘦得剩60公分，我還會繼續進行這項按摩！

ルミ子老師的評語

臀部變更翹，姿勢變更正確的O小姐。雖然沒做大量腹肌訓練，肚子卻長出明顯肌肉。只要持續按摩，腰部一定能變得更纖細！

K小姐
（30幾歲，156㎝）

AFTER

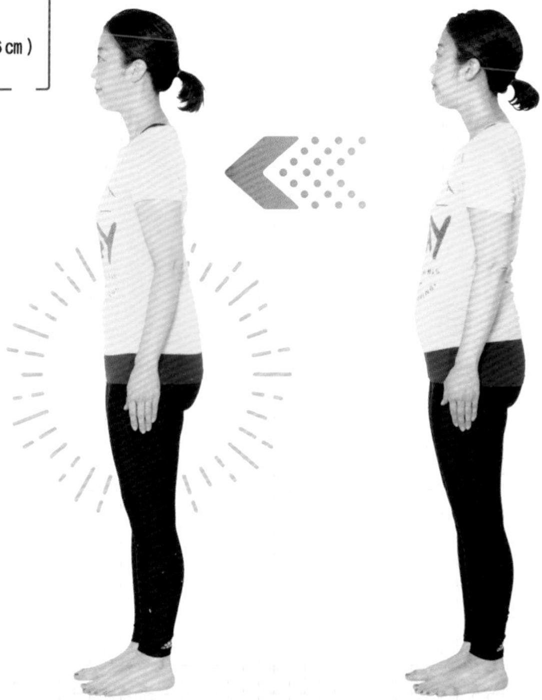

BEFORE

AFTER	變化	BEFORE	部位
48kg	-1.6kg	49.6kg	體重
67cm	-6cm	73cm	肚臍上方5㎝
76cm	-4cm	80cm	肚臍周圍
82cm	-4cm	86cm	肚臍下方5㎝
50cm	-2cm	52cm	大腿

沒想到能有如此改變！

最令我驚訝的是，早上起床的時候，居然沒有水腫，而且是神清氣爽地醒來！按摩兩週之後，體型也出現明顯的變化，腰部的曲線也變得更加清楚，連朋友都跟我說「你下巴變得更有線條了耶」。我不太喜歡重訓，所以這種輕鬆的按摩實在太棒了

ルミ子老師的評語

內臟脂肪不多，所以體重的變化也不明顯，但從沒有水腫這點來看，體質的確有所改善！腰圍也大幅縮減，姿勢也變得更漂亮。

Y小姐
（60幾歲，157㎝）

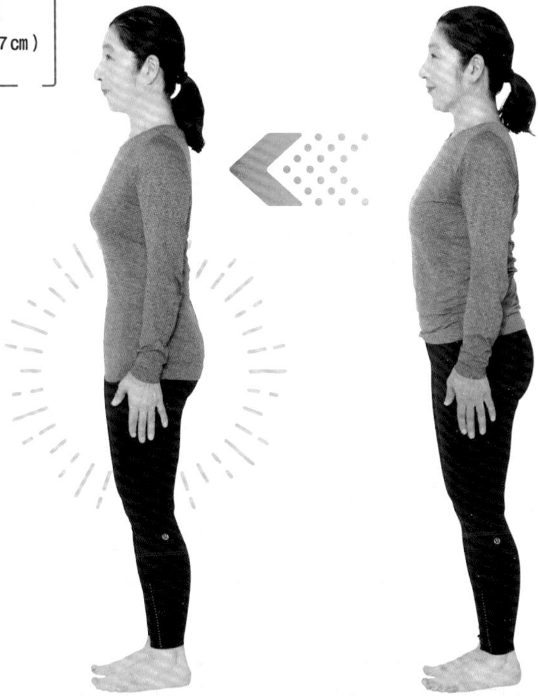

AFTER	變化	BEFORE	部位
55.2kg	-5kg	60.2kg	體重
74.5cm	-8.5cm	83cm	肚臍上方5㎝
75cm	-8cm	83cm	肚臍周圍
82cm	-6cm	88cm	肚臍下方5㎝
53cm	-2cm	55cm	大腿

沒想到能有如此改變！

我原本有很嚴重的便祕問題，每次上廁所都覺得沒上乾淨，但是當我每天進行改善便祕的訓練之後，大概過兩週吧，不用吃藥也能順利排便，而且屁也不那麼臭，這有可能是因腸道環境改善了吧。想起以前減肥的時候，都是從胸部開始瘦，但這次卻能維持原本的胸圍，真的是太開心了！

ルミ子老師的評語

就算有點年紀，仍然可以維持玲瓏有緻的身材，是腸淋巴結疏通按摩的精髓。除了能讓肌膚變得緊實，還能瘦得健康與美麗，同時保持相同的胸圍。真的是太棒了！

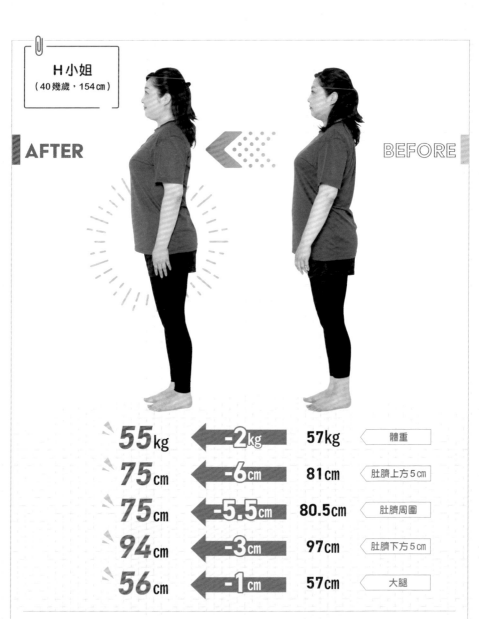

H小姐
（40幾歲，154㎝）

AFTER

BEFORE

AFTER	變化	BEFORE	部位
55kg	-2kg	57kg	體重
75cm	-6cm	81cm	肚臍上方5㎝
75cm	-5.5cm	80.5cm	肚臍周圍
94cm	-3cm	97cm	肚臍下方5㎝
56cm	-1cm	57cm	大腿

沒想到能有如此改變！

又硬又冷的腹部慢慢變得柔軟，而且從肚臍上方的部位開始變瘦。我原本有常常拉肚子與便祕的問題，沒想到才開始按摩幾天，就得到改善，這真的讓我又驚又喜！排便變得順暢之後，下巴的痘痘也跟著消失，肌膚也變得更有光澤。為了健康，我會繼續這項按摩。

ルミ子老師的評語

胸部變得更緊實，腰線也變得更明顯呢。肩膀與胸部的肌肉變得柔軟後，身體的正面就變得更挺，手臂也更往左右兩側外擴，整個人的姿態也都改善了。

I小姐
（50幾歲，159㎝）

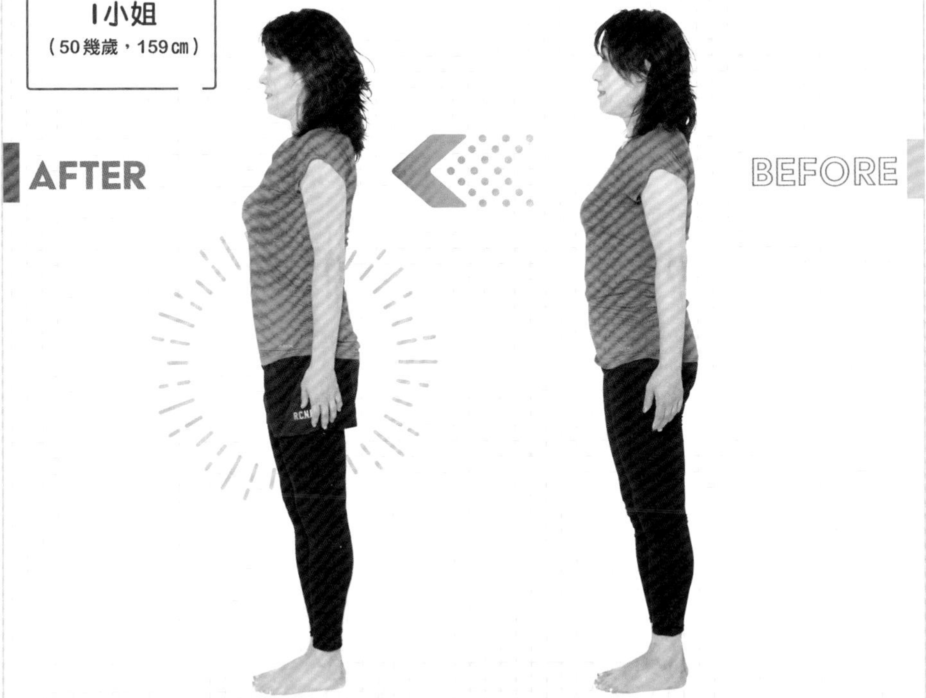

AFTER	變化	BEFORE	部位
53kg	-3kg	56kg	體重
64cm	-6cm	70cm	肚臍上方5㎝
73cm	-6cm	79cm	肚臍周圍
79cm	-6cm	85cm	肚臍下方5㎝
42cm	-1cm	43cm	大腿

沒想到能有如此改變！

不知道是不是長了一些深層肌肉，整個人的姿態變得更美，肩膀的痠痛與腰痛都得到改善，也變得比較不容易疲勞。此外，我也變成更容易流汗的體質，吃完早餐後還能立刻去廁所，這些都讓我非常開心。能輕鬆穿回之前穿不了的褲子，更是讓我打從心底感激！掰掰袖、腳踝以及全身上下變瘦，也讓我十分驚訝。

ルミ子老師的評語

其實I小姐本來就很瘦，但掰掰袖與腳踝的部分居然能夠變得更瘦，真是太棒了。腸淋巴結疏通按摩能刺激腹肌與橫膈膜，讓呼吸變得更深，同時還能大幅提升代謝速率。

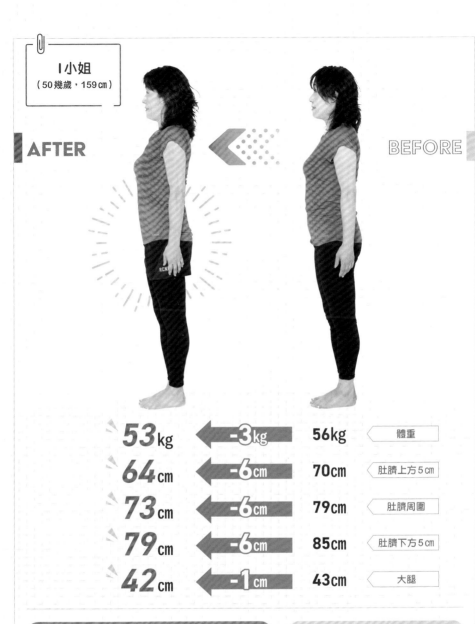

A小姐（40幾歲，153cm）

沒想到能有如此改變！

一開始按摩腹部時會覺得痛痛的，手還很痠。不過才按了10天，腹部就變得柔軟，有種脂肪被按散的感覺。而且排便也變得更順暢！進入第二週之後，體脂肪也下降，最終居然減少了4％這麼多！

ルミ子老師的評語

按摩腹部會痛是因為囤積了不少脂肪。讓位於腸道深處的淋巴結疏通，可讓內臟脂肪與皮下脂肪排出體外，這也是體脂肪下降的原因！

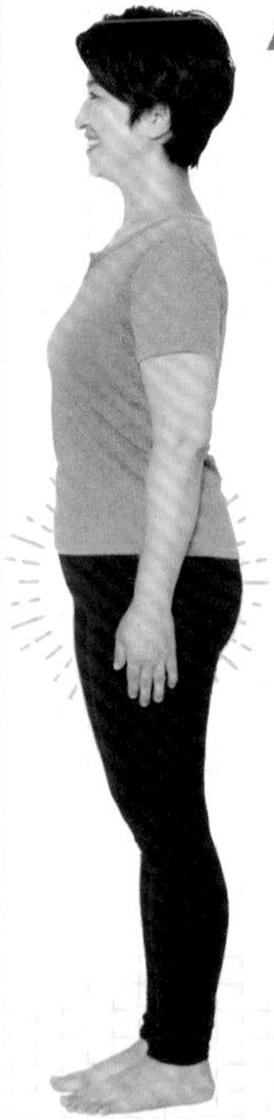

	AFTER		BEFORE
體重	58kg	-3kg	61kg
肚臍上方5cm	79.5cm	-4.3cm	83.8cm
肚臍周圍	83cm	-2.3cm	85.3cm
肚臍下方5cm	87cm	-1.7cm	88.7cm
大腿	50.8cm	-2.7cm	53.5cm

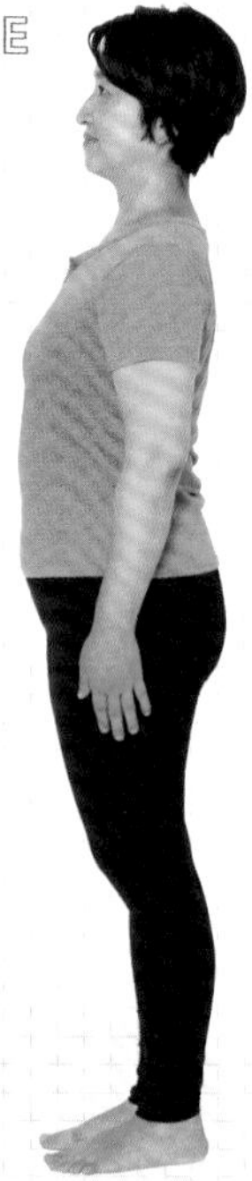

N小姐（30幾歲，165cm）

沒想到能有如此改變！

身體暖呼呼的很舒服！以前很常便祕，都覺得肚子脹脹的，但現在已經不太有這種感覺。由於我都在晚上按摩，所以就能避免晚餐吃太多，而且還能消除一整天的疲勞。

ルミ子老師的評語

身體變得暖呼呼的是因為血液循環變好，熱能也能迅速傳送到身體的每個角落，而且荷爾蒙、營養、氧氣與免疫細胞也跟著熱能傳送，所以對健康也很有幫助。

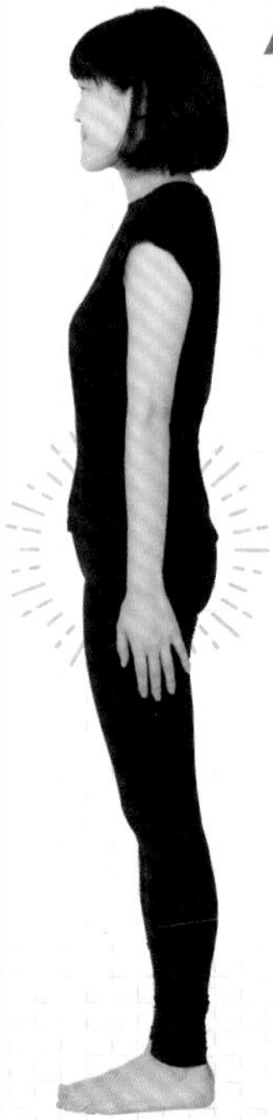

	AFTER		BEFORE
體重	49.7kg	-1.5kg	51.2kg
肚臍上方5cm	66cm	-1cm	67cm
肚臍周圍	68.2cm	-4.3cm	72.5cm
肚臍下方5cm	73.5cm	-3.5cm	77cm
大腿	42cm	-1cm	43cm

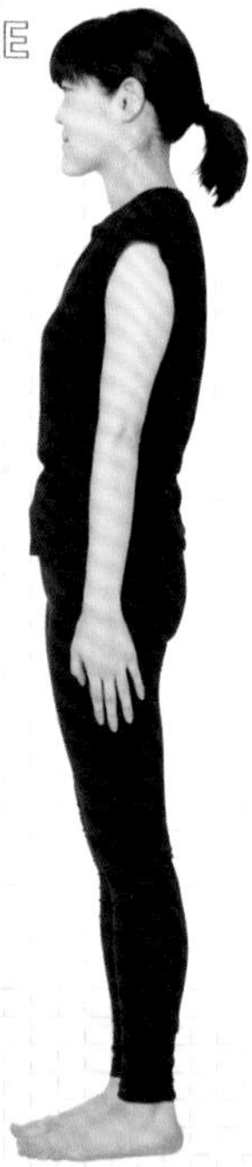

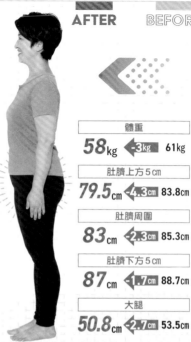

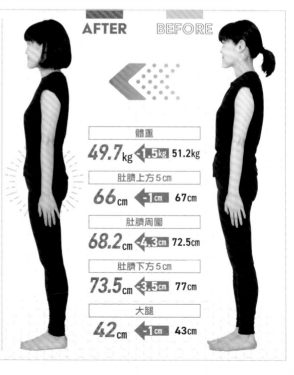

K小姐（20幾歲，164㎝）

沒想到能有如此改變！

每次按摩都覺得腹部肌肉變軟，全身變得更柔軟，壓力也自然而然消失，也不會再吃太多！大腿、小腿肚都變得緊實，身心也變得更有活力。

ルミ子老師的評語

肚臍下方變得很瘦。身體變得更柔軟之後，末梢血管也會跟著擴張，讓肌膚變得更緊實有彈性，自律神經似乎也變得更平穩喲。

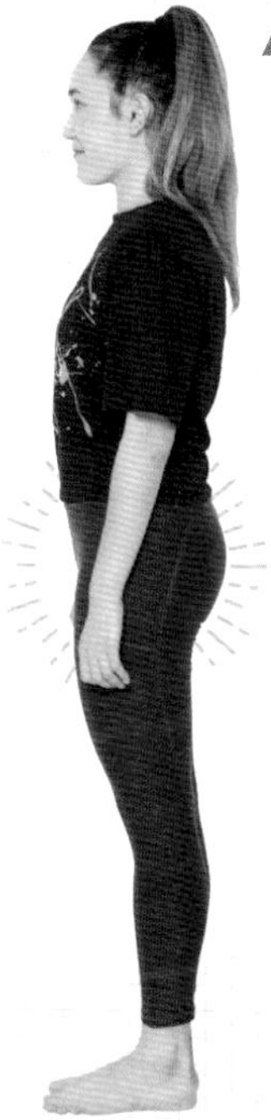

	AFTER	變化	BEFORE
體重	58kg	-2kg	60kg
肚臍上方5㎝	77cm	-4cm	81cm
肚臍周圍	71cm	-3.5cm	74.5cm
肚臍下方5㎝	89cm	-8cm	97cm
大腿	50cm	-3.5cm	53.5cm

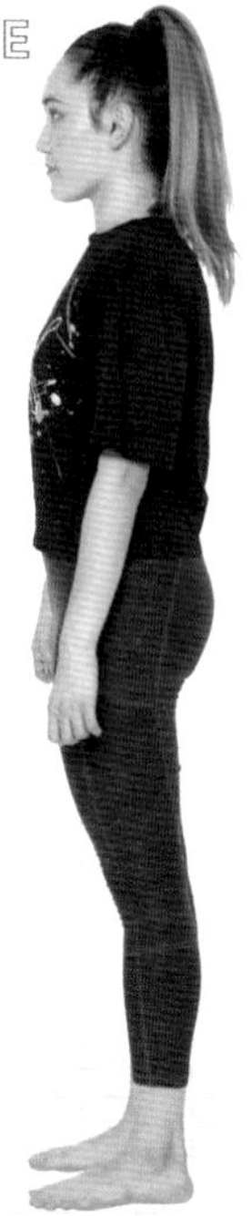

W小姐（30幾歲，152.5㎝）

沒想到能有如此改變！

我是個不太能夠持之以恆的人，但這種按摩讓我覺得很平靜，也能看到腰部的變化，所以也更想繼續這項按摩。最明顯的好處就是手腳不再冰冷了！

ルミ子老師的評語

許多的女性都有手腳冰冷的問題，而促進淋巴流動，改善血液循環，就能解決這個問題。每天進行這項按摩，心情與身體也會變得很輕鬆喲♪

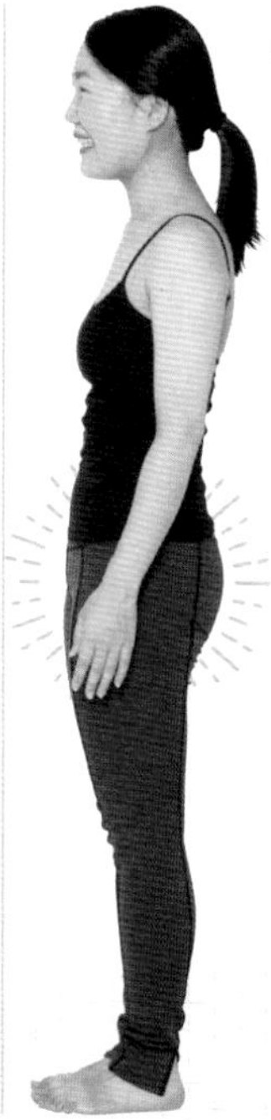

	AFTER	變化	BEFORE
體重	47kg	-0.5kg	47.5kg
肚臍上方5㎝	64cm	-2.5cm	66.5cm
肚臍周圍	66cm	-2cm	68cm
肚臍下方5㎝	70.5cm	-3.5cm	74cm
大腿	47cm	-3cm	50cm

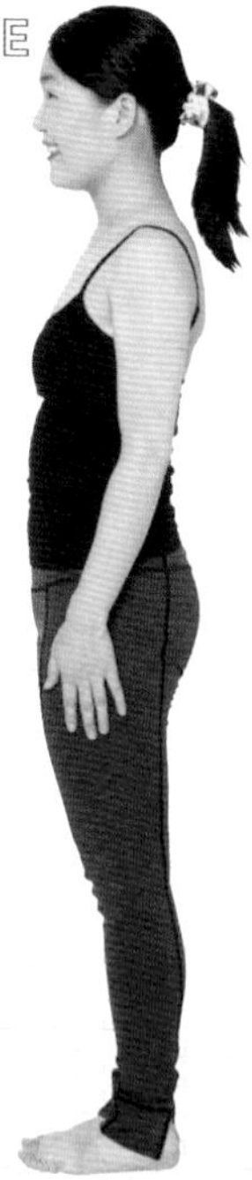

看到每位受測者都得到不錯的效果之後，各位讀者應該已經明白，本書的按摩方式適用於每個年齡層，不管是誰都能得到效果。

一般來說，體重減少1公斤，腰圍就會減少1公分，而本書介紹的按摩方式可讓腸淋巴變得暢通，加速老舊廢物與脂肪排出體外，提升代謝效率，恢復原有的生理機能，所以除了體重會有變化之外，身體也會變得更苗條，胸部卻不會因此變小，也不會腹胖。

減重的飲食控制其實是件非常危險的事。低脂、低糖的飲食生活會讓身體無法吸收必要的營養，也會加速老化。費盡千辛萬苦瘦下來，卻瘦得不健康的話，也不算是瘦得美麗對吧？本書介紹的按摩方式不需要這類飲食控制，而是直接促進身體內部的淋巴，讓淋巴變得暢通以及加速血液循環，如此一來，肌膚就會變得更緊實、更有彈性。

還請各位讀者一邊期待自己的變化，

一邊挑戰本書的按摩方式吧！

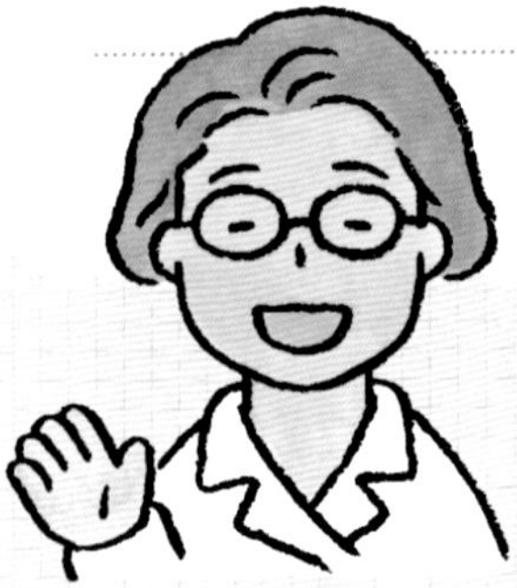

2章

捏一捏、扭一扭，就能讓身體變好！

腸淋巴結疏通按摩

接下來要帶著大家一起練習腸淋巴結疏通按摩。這是一種全新的按摩方式，可幫助我們消除肚子與全身的脂肪，打造老舊廢物不易囤積的體質。

疏通腸淋巴結

首先要帶大家捏一捏與按一按肚子，對腹肌造成壓迫，以及對小腸與大腸造成刺激，藉此疏通腸淋巴結。之後還要搭配骨盆底肌的運動，讓囤積的脂肪與老舊廢物一口氣排出體外。

預備動作

疏通靜脈角

疏通位於鎖骨的淋巴結，可消除阻塞，讓淋巴更加暢通。

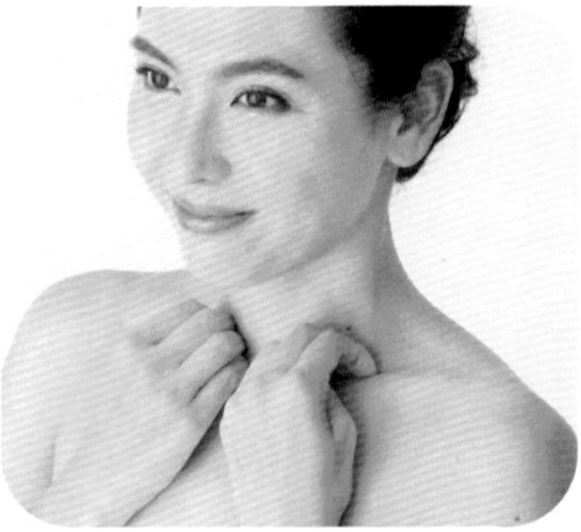

刺激小腸與大腸

1

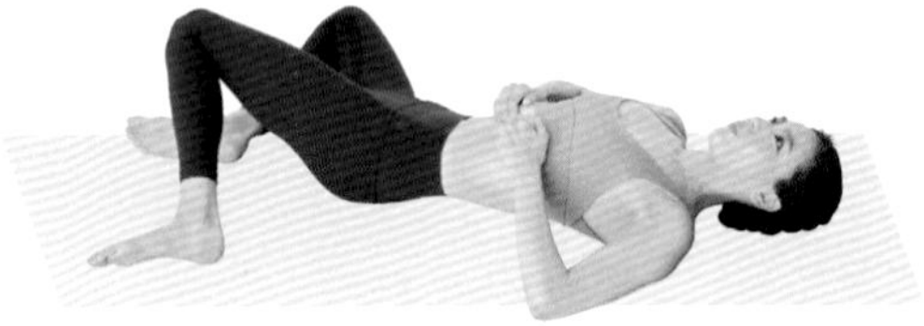

疏通橫膈膜的淋巴結，讓呼吸變得更深與提升腸道功能

2

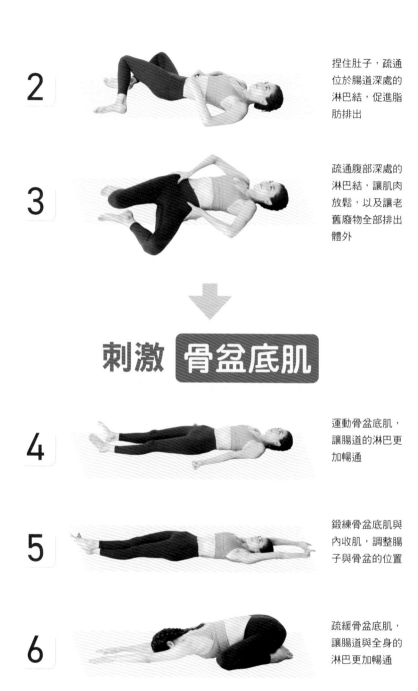

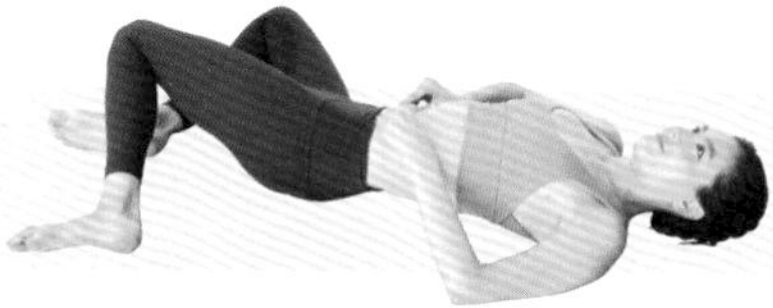

捏住肚子，疏通位於腸道深處的淋巴結，促進脂肪排出

3

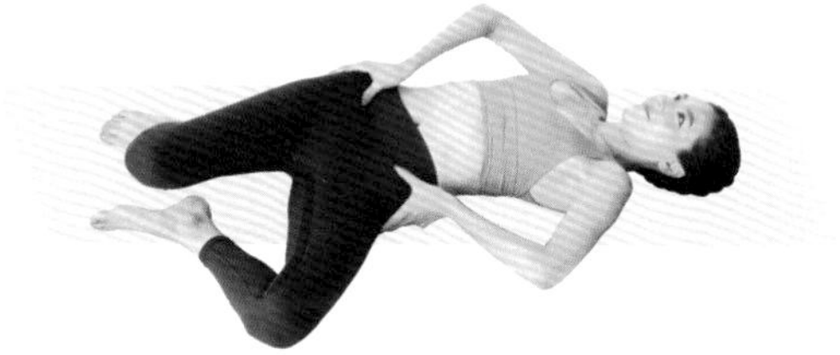

疏通腹部深處的淋巴結，讓肌肉放鬆，以及讓老舊廢物全部排出體外

刺激 骨盆底肌

4

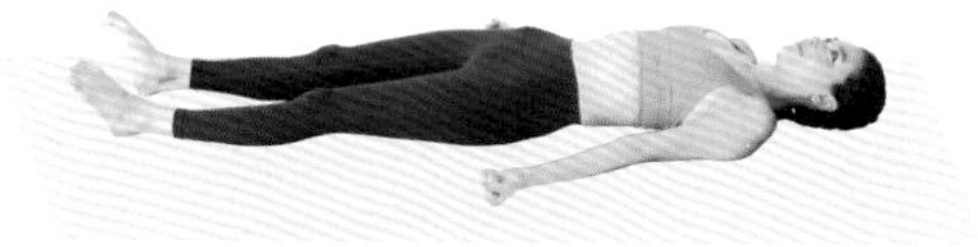

運動骨盆底肌，讓腸道的淋巴更加暢通

5

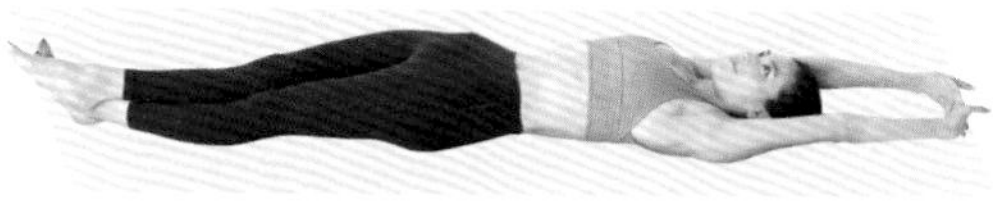

鍛練骨盆底肌與內收肌，調整腸子與骨盆的位置

6

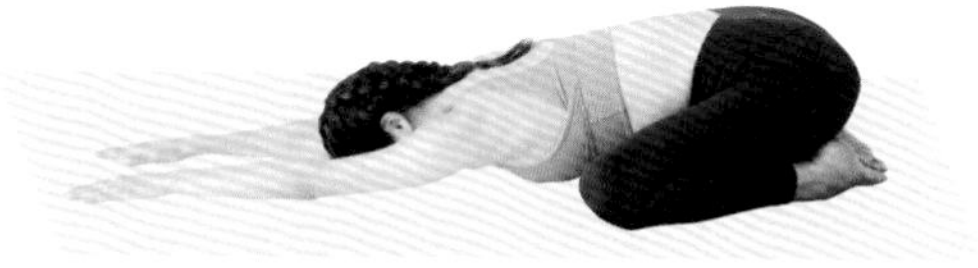

疏緩骨盆底肌，讓腸道與全身的淋巴更加暢通

疏通腸淋巴結的
注意事項

在此為大家整理了在疏通腸淋巴結之前的需知事項。

一開始輕輕壓就好

腸淋巴阻塞時，腹部一帶的肌肉通常會變得很僵硬，所以太用力捏或是壓，會覺得很痛。如果有哪些部位特別覺得痛，代表脂肪或橘皮組織與微血管或神經沾黏，所以建議大家分別在早上起床時以及晚上睡覺前疏通腸淋巴結，差不多一週左右，就不會覺得那麼痛，肚子也會變得比較軟。總之，就是在按摩的時候，想像肚子越來越軟就可以了。

肚子變軟之後，
就可以稍微用力壓

肚子越按越軟之後，就會覺得「捏肚子」或是「用力壓肚子」這類疏通腸淋巴的動作越來越容易，這也是脂肪越來越容易排出的徵兆。在這個狀態下疏通腸淋巴結，每次都能讓脂肪燃燒與排出，所以要繼續在早上與晚上疏通腸淋巴。漸漸地，就會看到腹部越來越苗條，也會覺得「越來越容易流汗」以及「呼吸越來越深」這類身體的變化。

什麼時候做比較好？

由於疏通腸淋巴結這套按摩方式可以躺著進行，所以建議在早上起床時，或是晚上睡覺前進行。如果在早上起床時進行，就能在腸淋巴變得暢通的狀態下，開啟一整天的活動，讓自己一整天都維持代謝良好的狀態。在晚上睡覺前進行的話，可排出一整天累積的老舊廢物，也能讓自己一覺到天亮。要注意的是，持之以恆才是關鍵，所以建議大家以能夠培養成習慣的方式進行這套按摩。

不能疏通腸淋巴結的時間點

若有下列情況，就不該疏通腸淋巴結。此外，如果擔心身體因此出狀況，請務必請教醫師的意見。

- ✕ 月經週期
- ✕ 感冒
- ✕ 懷孕
- ✕ 胃腸不適
- ✕ 有惡性腫瘤
- ✕ 循環器官有舊疾
- ✕ 發燒

注意事項

- 如果在疏通腸淋巴結時，覺得很不舒服，請立刻停止，以及好好休息。
- 疏通腸淋巴結的效果因人而異，還請大家務必了解這一點。

你的腸淋巴
有多麼阻塞呢？

沒辦法順利完成下列三個動作的人，很有可能腹肌太過僵硬，如此一來，腸道就無法正常運作，也代表腸淋巴不夠暢通。在按摩之前拍張照片，就能看出按摩前後的差異喲。

CHECK! 01 站姿前彎

腹肌很僵硬的話…

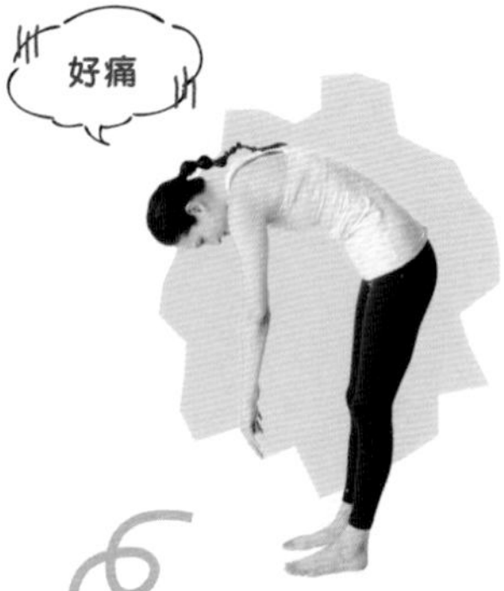

腹肌變軟之後

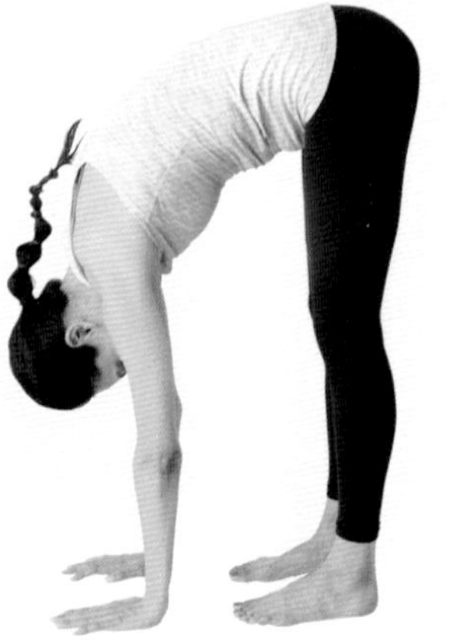

變得更靈活，
腸淋巴也更加暢通！

CHECK! 02 後仰

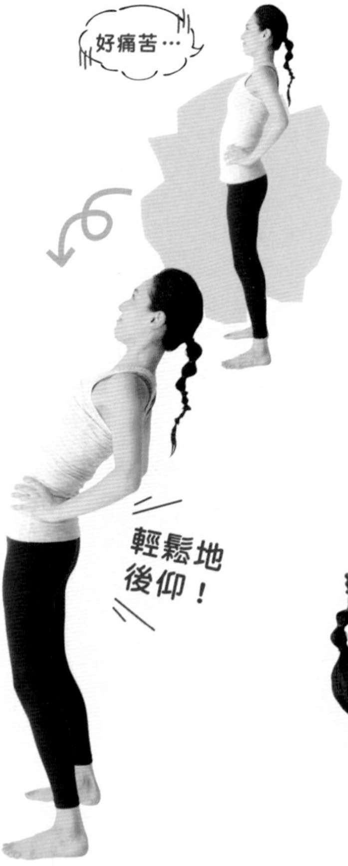

身心檢查表

越符合下列的檢查項目，代表腸淋巴越有可能阻塞！開始按摩一週之後再重新檢查一遍，就能發現身體出現了明顯的變化喲。

Check List

- ☐ 腰部一帶的脂肪很厚，很礙眼
- ☐ 一捏腹部，就覺得腹部很硬
- ☐ 排便不規則，或是大便都一小顆一小顆的樣子
- ☐ 胸部與臀部下垂
- ☐ 很容易沮喪
- ☐ 一天睡不到六個小時
- ☐ 肩膀很僵硬
- ☐ 手腳與腰部很冰冷
- ☐ 很容易長痘痘，皮膚很容易乾燥
- ☐ 很常掉頭髮

CHECK! 03 扭腰

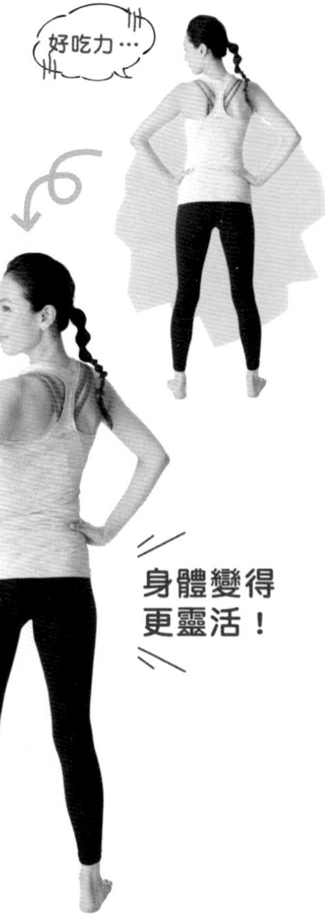

疏通鎖骨的淋巴結，讓腸淋巴變得暢通

鎖骨周邊的淋巴結（靜脈角）是流經全身的淋巴液匯流之處，先刺激這個淋巴結，就能讓腸淋巴與全身的淋巴變得暢通，後續的按摩也更有效果。

疏通深層淋巴

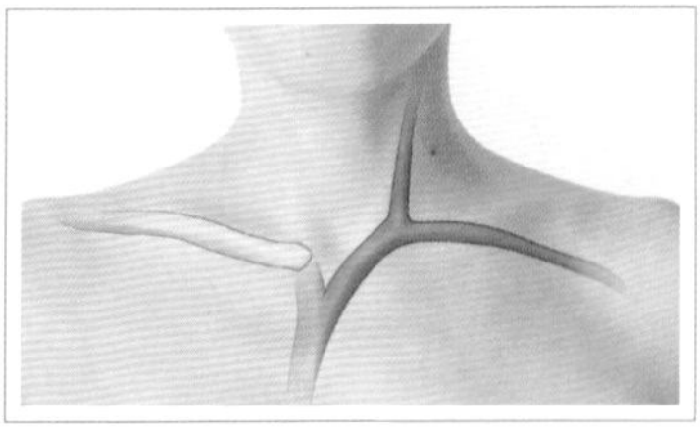

位於鎖骨深處的靜脈角也是淋巴結之一，同時也是全身淋巴的通道，所以只要先疏通這個部位，身體上半部到腸道的淋巴就會變得暢通。

1

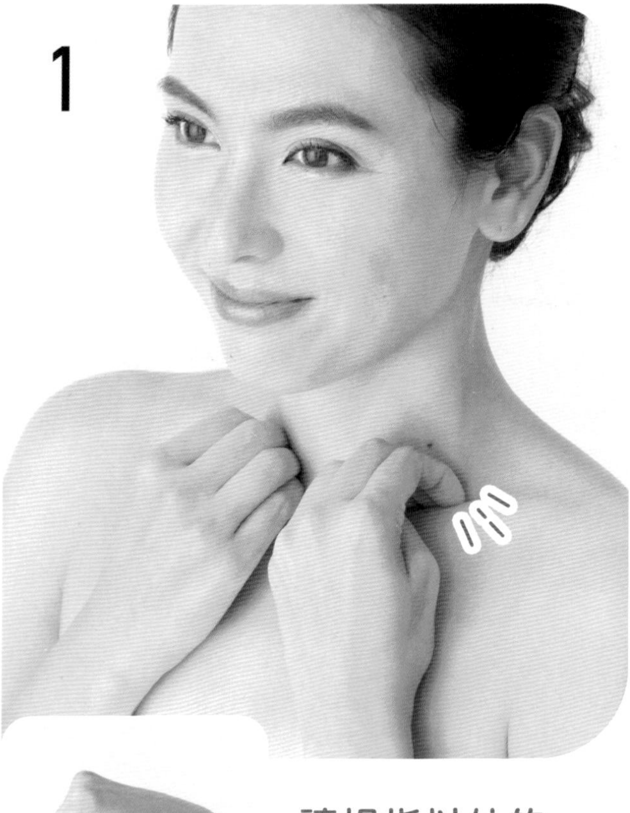

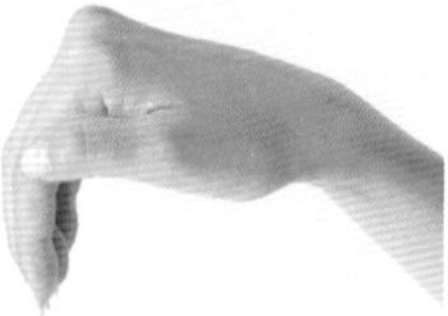

立起指尖，然後像是鉤子般，掛在鎖骨的上緣。

讓拇指以外的四隻手指由上而下，放在鎖骨的內側

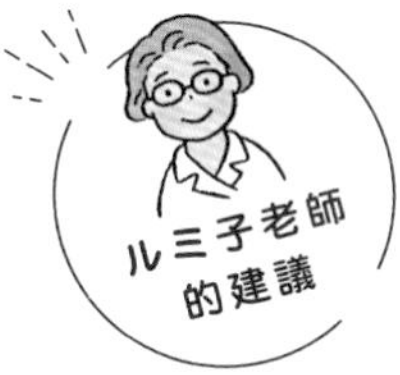
ルミ子老師
的建議

早上醒來時，在棉被裡面這麼做，**能讓一整天的代謝效率變得更好**。尤其左上半身與下半身的淋巴液會經過左側的鎖骨，所以比右側更容易阻塞。除了早上進行之外，**只要想到就能進行，例如去上廁所的時候，就是很適當的時間點**。

2

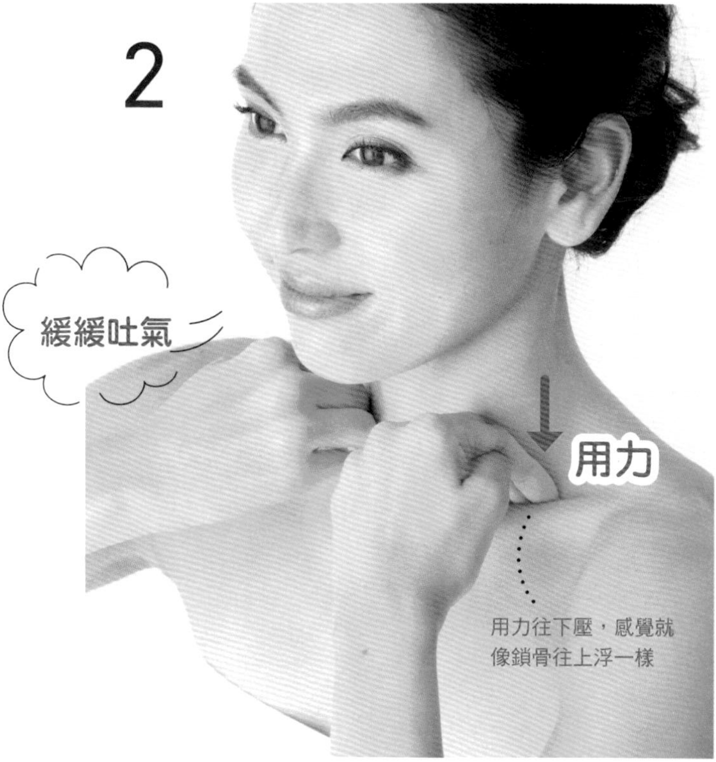
緩緩吐氣
用力
用力往下壓，感覺就
像鎖骨往上浮一樣

一邊吐氣，一邊用手指
用力按壓鎖骨上緣
吸氣時，放鬆手指的力道 × 5次

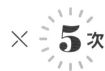

刺激小腸與大腸燃燒腹部的內臟脂肪與皮下脂肪

1 腸淋巴結疏通按摩
➔ P48

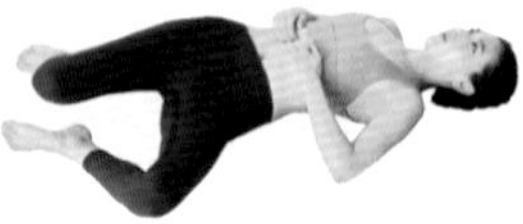

2 腸淋巴結疏通按摩
➔ P50

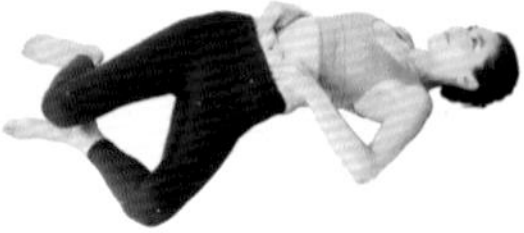

3 腸淋巴結疏通按摩
➔ P54

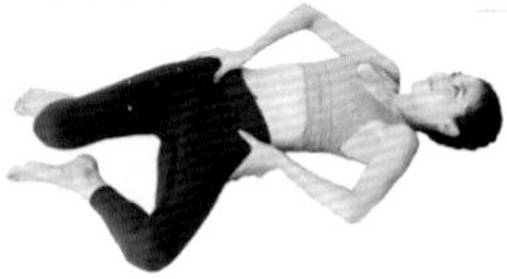

一開始介紹的三種方法會刺激小腸、大腸與腹部，疏通位於腸子的深層淋巴結。這三種方法除了可燃燒內臟脂肪，也能促進皮下脂肪燃燒，讓腹部與全身的脂肪都跟著燃燒。

效果 1

讓腸子的深層淋巴與淺層淋巴流動，排出內臟脂肪與皮下脂肪！

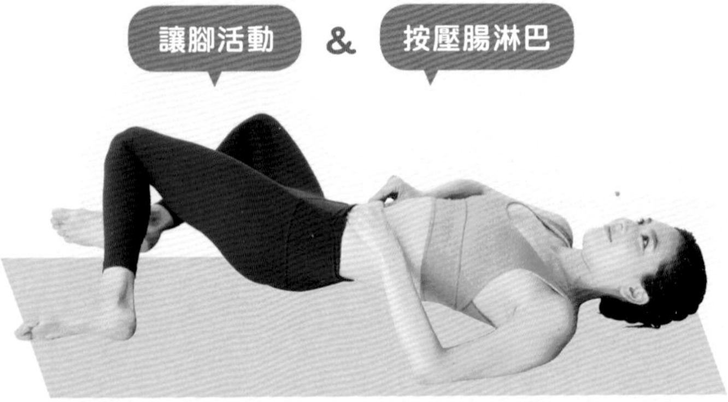

疏通腸淋巴的時候，會在捏住腹部與壓迫腹部的狀態下活動腳，與刺激深層的腸淋巴，讓腸淋巴快速流動，同時排出內臟脂肪。皮下脂肪很容易在血液循環不佳的部位囤積，所以只要促進血液循環，皮下脂肪也能跟著排出。

效果 2

疏通腹部周遭的淋巴結，可從周圍的淋巴提升流往腸淋巴的速度。

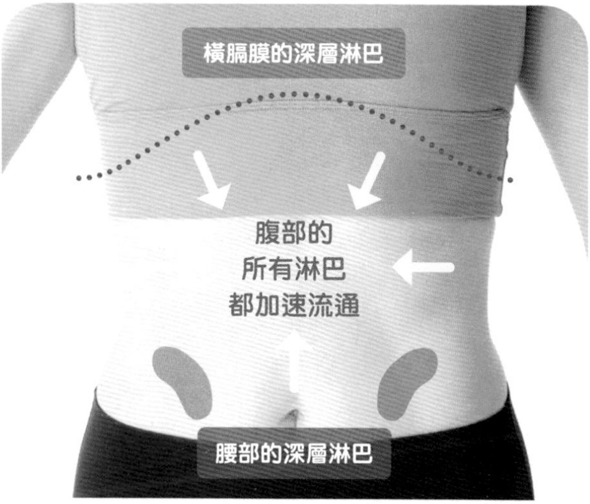
橫膈膜的深層淋巴
腹部的
所有淋巴
都加速流通
腰部的深層淋巴

除了腸子之外，橫膈膜（腸淋巴結疏通按摩 1）與腰部（腸淋巴結疏通按摩 3）的深層淋巴結都會疏通，所以腹部的所有淋巴都會變得暢通，腸淋巴變得暢通的同時，脂肪也會迅速排出。

效果 3

調整與腸道有關的深層肌肉能促進小腸與大腸的功能

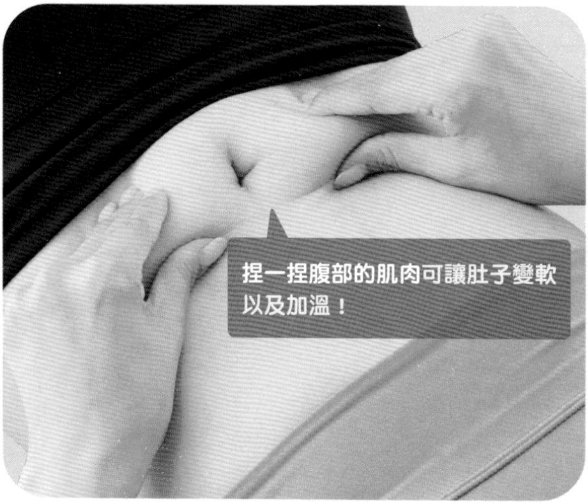
捏一捏腹部的肌肉可讓肚子變軟
以及加溫！

腸淋巴結疏通按摩 1 ～ 3 可讓腹部的肌肉（深層肌肉）變軟，而腹部變軟意味著腸道更能正常運作。小腸與大腸的功能會跟著提升，老舊廢物也就更容易排出，同時還能打造增加優質肌肉的體質。

1

按壓肋骨下方，提升代謝速率與腸道功能

按壓肋骨下方（橫膈膜），疏通深層淋巴結、加深呼吸與提升代謝速率。深呼吸可調整自律神經，而腸道則可因此正常發揮功能。

疏通深層淋巴

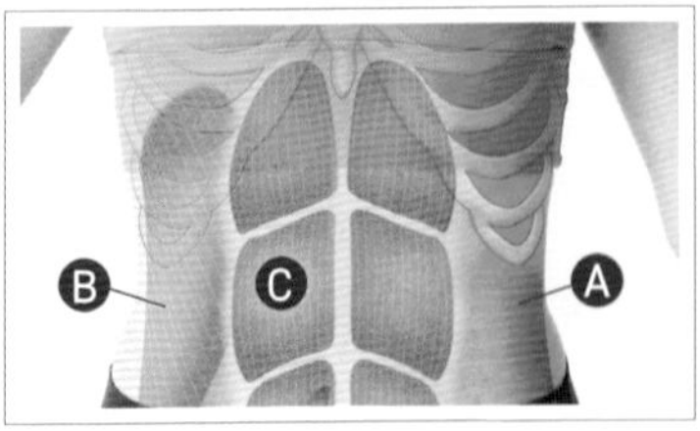

肋骨有Ⓐ腹橫肌、Ⓑ腹斜肌與Ⓒ腹直肌黏著，用手指按壓肋骨下方，就能讓這幾條肌肉放鬆，也能促進腸道功能，讓腸淋巴變得更暢通。

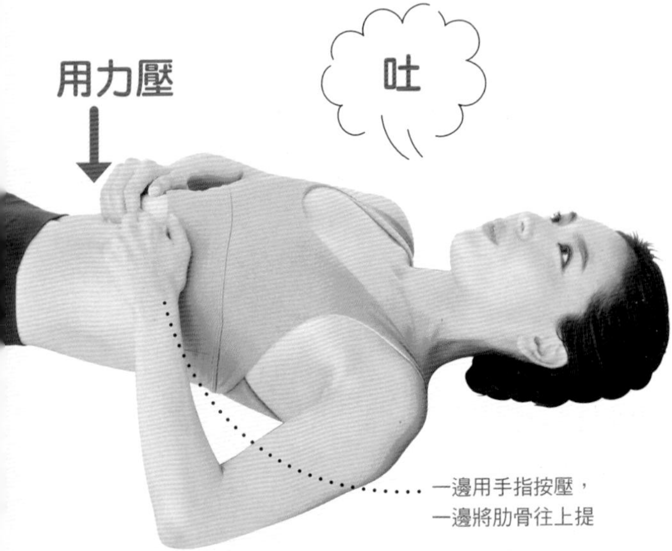

一邊用手指按壓，
一邊將肋骨往上提

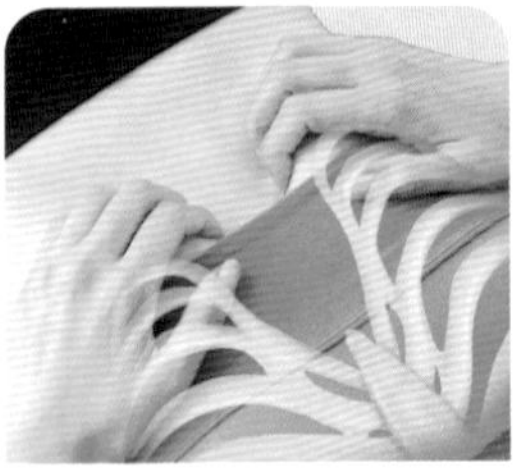

手順著肋骨放置，以指尖抵住。

1

先仰躺
並立起膝蓋，
然後用手指扣住
肋骨下緣

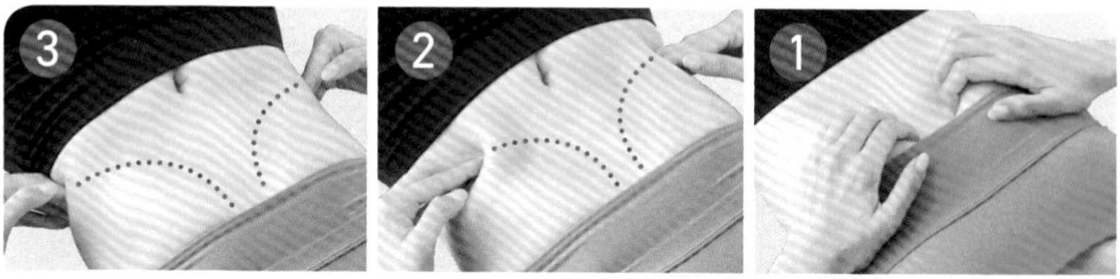

讓手指沿著肋骨下緣，從中心往外（❶→❷→❸）移動，同時讓腳往左右倒6次。手指要沿著肋骨按壓到肋骨邊緣（腰側）為止。

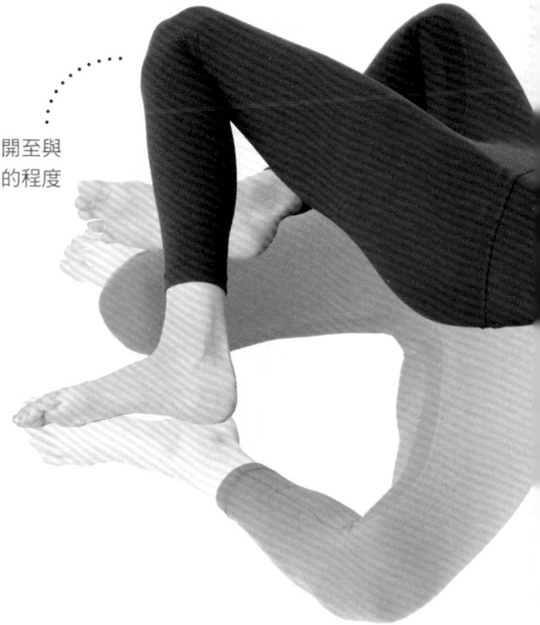

2

深吸一口氣，再緩緩吐氣，同時讓手指往肋骨深處按壓，以及讓雙腳往左右兩側傾倒

× 3個循環

每個循環都讓手往外側移動一個手掌寬，直到肋骨的邊緣為止。

2

捏住肚子，排出內臟脂肪與皮下脂肪

用力捏住肚子，讓肚子動起來，可疏通腸道的深層淋巴結，加速內臟脂肪排出，也能對深層的脂肪與淺層的皮下脂肪造成刺激，快速燃燒脂肪。

疏通深層淋巴

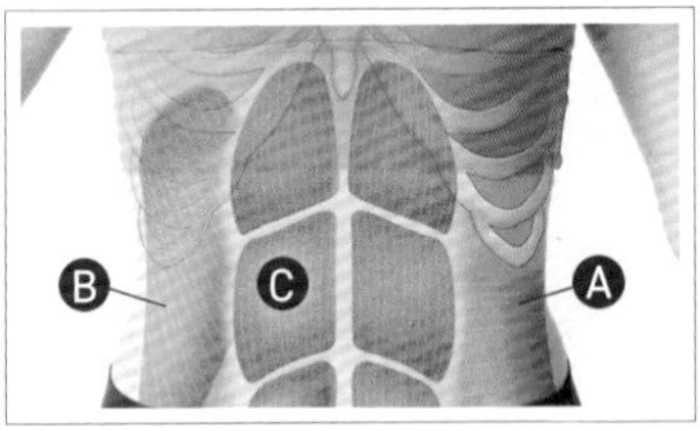

揉捏Ⓐ腹橫肌、Ⓑ腹斜肌與Ⓒ腹直肌，可對這些肌肉造成刺激，而這些刺激也能讓腸道的深層淋巴暢通，也就能提升腹部的代謝與促進腸道功能。

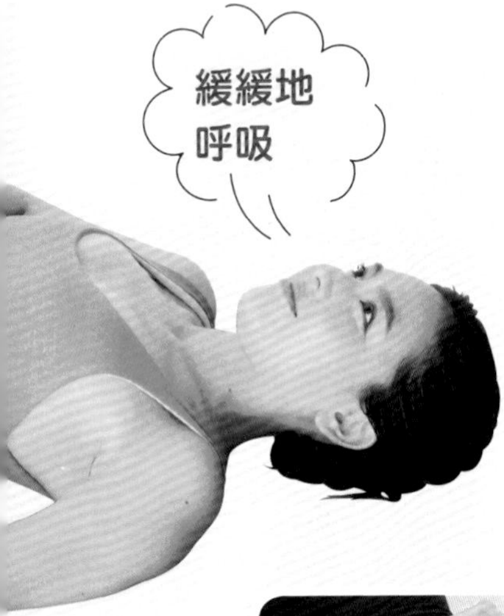

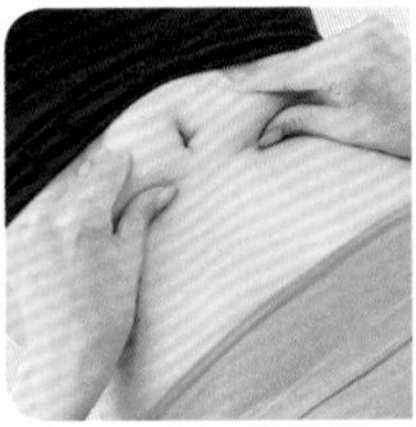

為了刺激深層淋巴，用力捏住一大塊肚子肉。如果難以捏起，可先坐起來，放鬆肚子，就比較容易捏住肚子的肉。

1

先仰躺並立起膝蓋，然後用力抓住肋骨下緣（肚臍旁邊）的肉

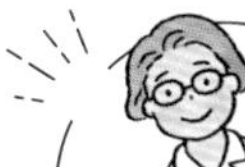

ルミ子老師的建議

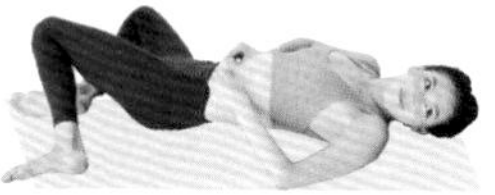

讓腳往左右兩側傾倒時，同時讓臉面向相反的方向，可讓肚子進一步扭轉，**也能進一步讓腸道與腹肌動起來**。

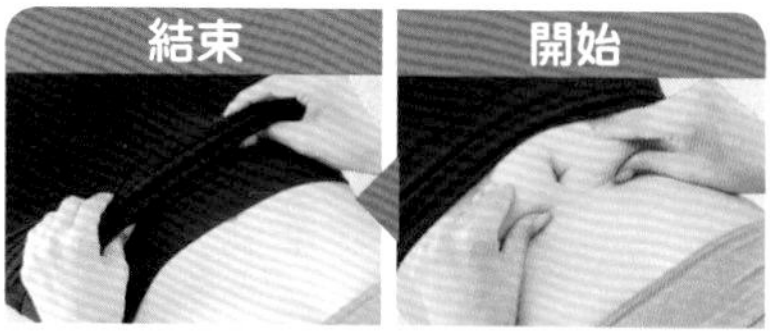

讓手從肋骨下緣（肚臍旁邊）移動到快要碰到骨盆的位置。小腹的部分可分成2～3個位置揉捏。

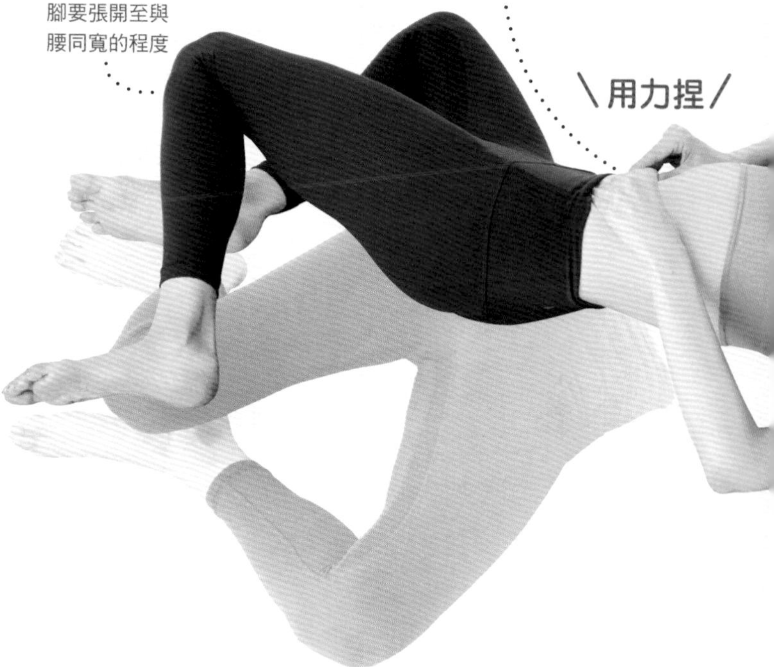

2

用力捏住肚子的肉，同時讓雙腳往左右兩側傾倒 × 3 個循環

每個循環都讓手往下移動一個手掌寬，
直到快碰到骨盆為止。

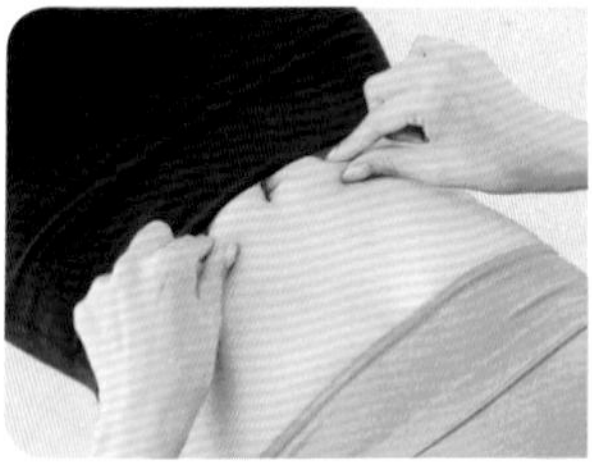

輕輕捏住皮膚的表面即可。會覺得肚子的肉很多，代表皮下脂肪太厚。透過步驟1、2疏通深層淋巴結，讓所有淋巴變得暢通之後，再進行步驟3就能有效率地消除皮下脂肪。

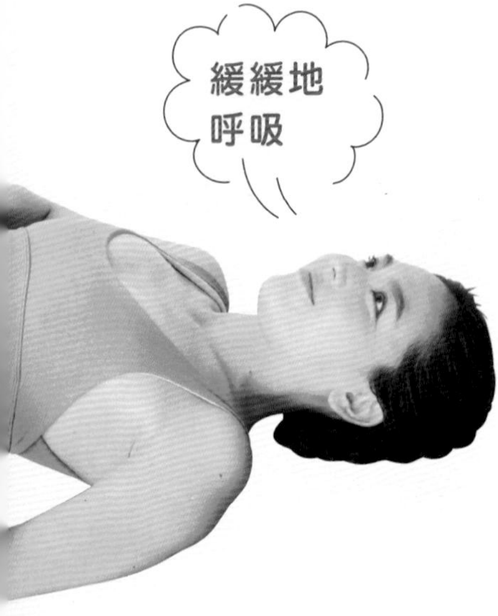

3

以相同的姿勢，
輕輕地捏住肚子贅肉的皮膚

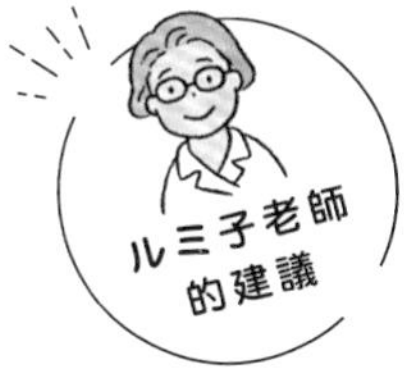

讓左右腳輪流往左右兩側傾倒可刺激髖關節，**讓位於大腿根部的深層淋巴變得暢通**，下半身的淋巴液就能一口氣流向腹部，**讓腸淋巴跟著暢通**，腹斜肌、腹橫肌也會因此得到刺激，腰線就會變得更明顯，腰圍也會變得更細。

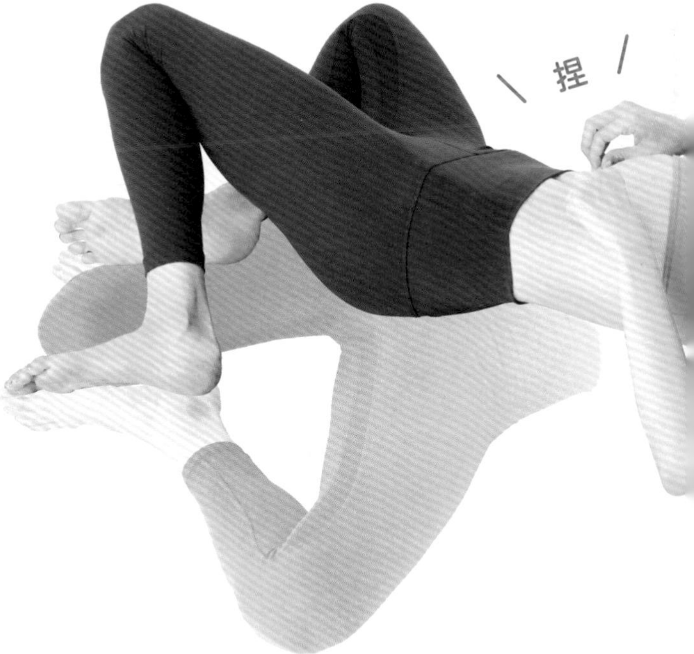

4

在捏住皮膚之後，讓雙腳輪流往左右兩側傾倒 × 3 個循環

只要捏住覺得是贅肉的部位即可。

3

疏通腰部的深層淋巴結與放鬆腹肌

刺激骨盆的邊緣，疏通位於腰部的深層淋巴結，能加速流往腸道的淋巴，提升排出脂肪的效率，還能放鬆腹肌，讓囤積在肌肉的老舊廢物一口氣排出。

疏通深層淋巴

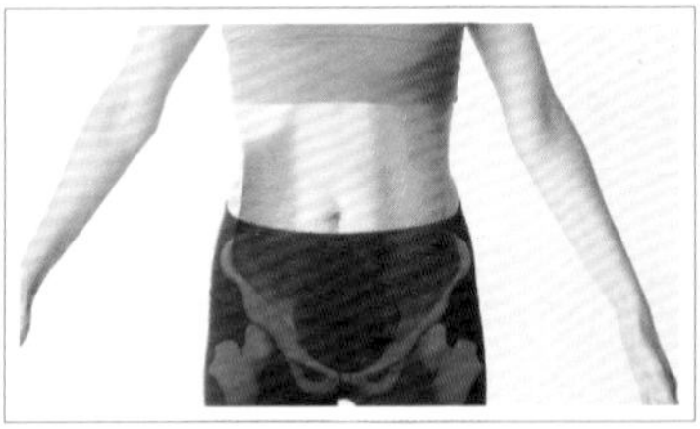

透過腸淋巴結疏通按摩1刺激的腹肌與骨盆相連，而沿著骨盆邊緣按摩，可讓肌肉的兩端得到刺激，肌肉也會因此放鬆，老舊廢物也會更容易排出。

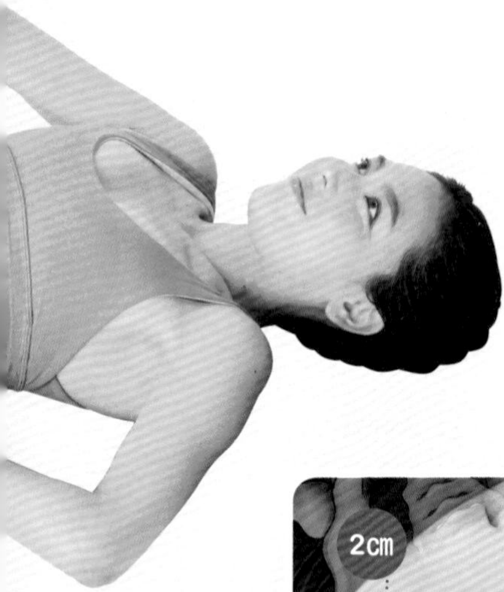

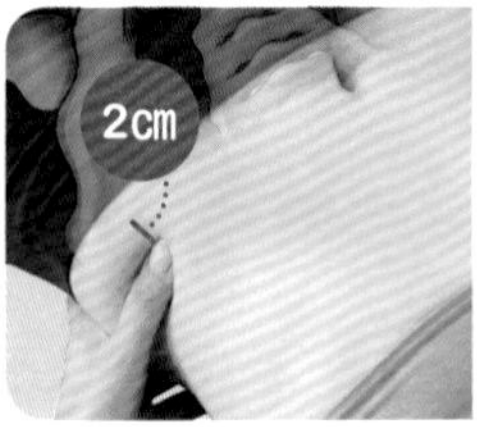

將拇指放在距離骨盆上緣約2公分之處，讓其他四隻手指靠在背後。

1

先仰躺並立起膝蓋，然後讓拇指抵住骨盆上緣

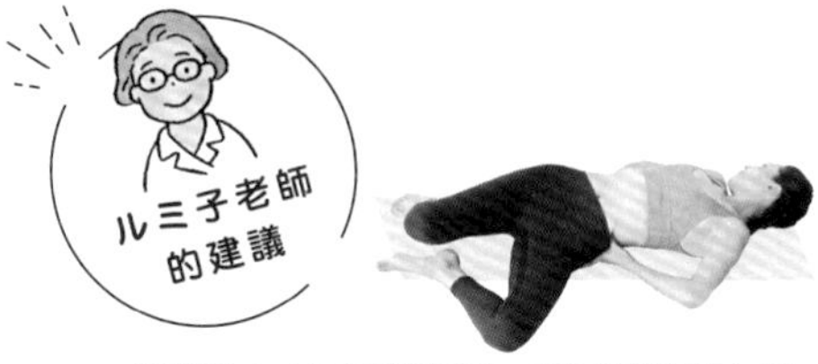
ルミ子老師的建議

讓腳往左右兩側傾倒時，同時讓臉面向相反的方向，可讓腹橫肌與腹斜肌進一步伸展，也就能**放鬆肌肉，促進腸道功能**。

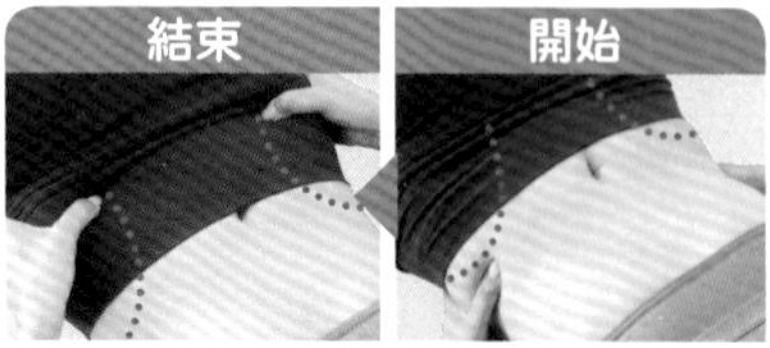
結束
開始

讓拇指沿著骨盆的邊緣往骨盆的內側移動，直到鼠蹊部為止。移動拇指時，可在中途按壓3～4個部位。

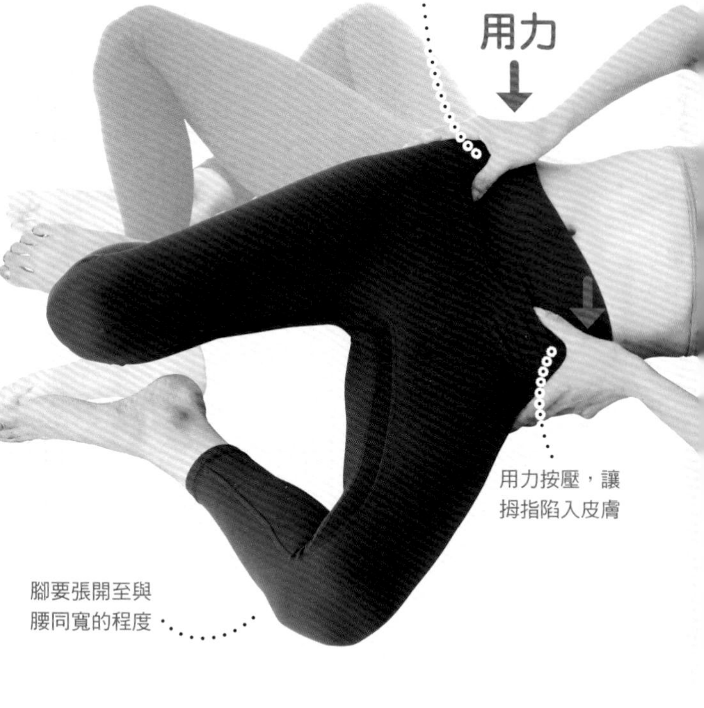
用力
用力按壓，讓拇指陷入皮膚
腳要張開至與腰同寬的程度

2

深深吸一口氣，然後緩緩吐氣。吐氣的過程中，以拇指用力按壓，同時讓雙腳輪流往左右兩側傾倒 × 3個循環

每個循環都讓拇指往下移動2公分，直到按到鼠蹊部為止。

腸淋巴結疏通按摩

→ P58

4

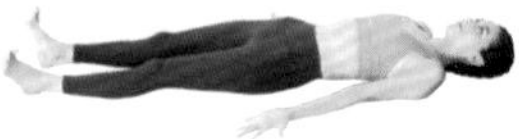

腸淋巴結疏通按摩

→ P60

5

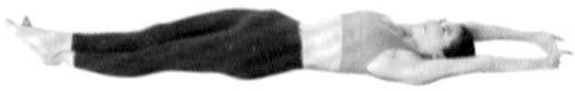

腸淋巴結疏通按摩

→ P62

6

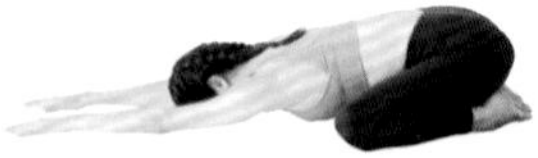

讓骨盆底肌動起來，進一步疏通腸淋巴！徹底擁有緊實的體態

前面的三種腸淋巴結疏通按摩可讓骨盆底肌收縮與放鬆。骨盆底肌收縮時，可增強往上拉提的力道，讓腸淋巴的流速變得更快，也能有效鍛鍊深層肌肉與雕塑體態。

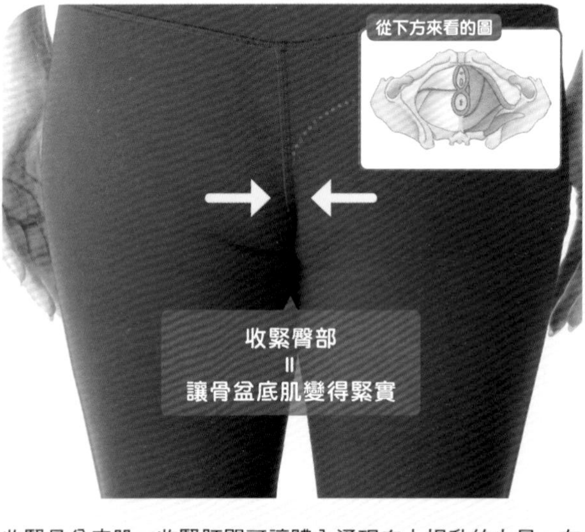
從下方來看的圖
收緊臀部
=
讓骨盆底肌變得緊實

收緊骨盆底肌＝收緊肛門可讓體內湧現向上提升的力量。在疏通腸淋巴結的同時，收縮骨盆底肌，可以增加讓淋巴從骨盆底肌往腸道的方向提升的力量，讓老舊廢物與脂肪不斷地排出。

效果 1

讓骨盆底肌變得緊實，可讓由下半身流往上半身的淋巴加速流動

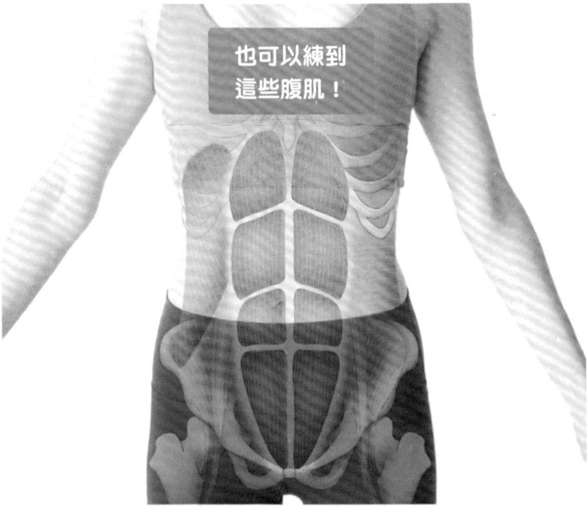

效果2 透過骨盆底肌運動強化深層肌肉，打造緊實的體態

收縮骨盆底肌肉可讓骨盆動起來，也能拉緊與刺激那些與骨盆相連的腹部深層肌肉。當這些讓腹部緊實的深層肌肉更加強壯，腰圍就會變得更細，腰部也會變得更有曲線。

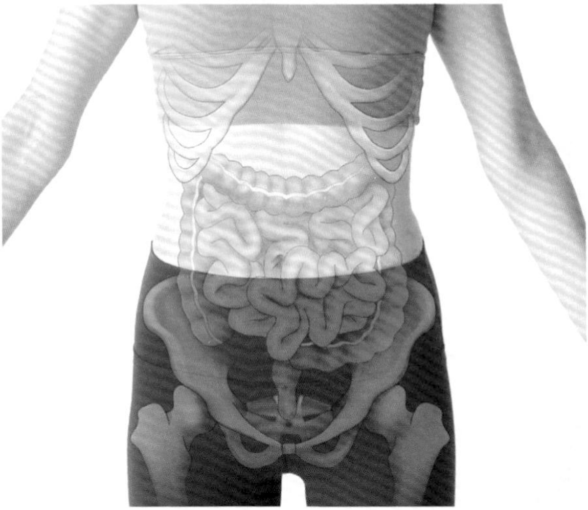

效果3 加強支撐內臟的力量，避免內臟下垂，改善小腹微凸的問題

骨盆底肌若是不夠緊實，就無法撐住內臟的重量，內臟就會下垂。鍛練骨盆底肌可強化支撐內臟的力量，讓內臟回到正確的位置，也讓下半身變得更苗條。

4

收縮與放鬆骨盆底肌，加快腸淋巴的流速

鍛練骨盆底肌可以活化腸道的淋巴管，提升小腸吸收脂肪的能力，同時還能促進大腸的蠕動，讓排便變得更加順暢。

疏通深層淋巴

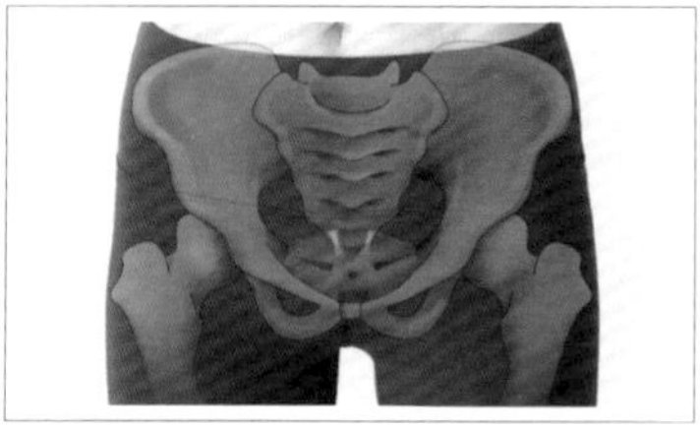

讓骨盆底肌收縮與放鬆，可讓腹部的深層肌肉跟著一起動，進而活化腸道的深層淋巴，同時加速排出脂肪。

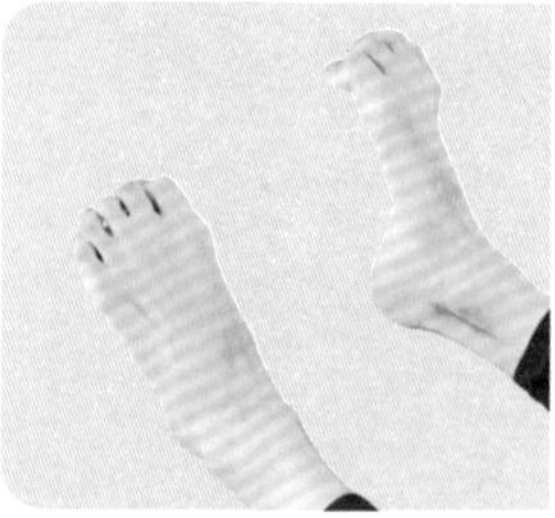

手指與腳趾同時收攏，會比較容易收緊臀部，肛門也跟著收緊，連帶著骨盆底肌也會收縮。

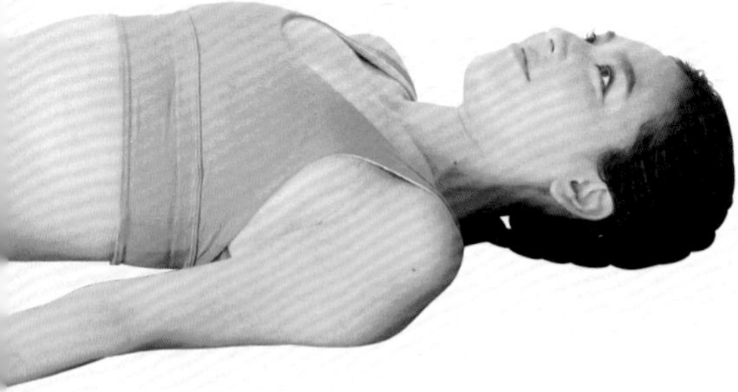

1

手指與腳趾收攏，屏住呼吸，同時收緊臀部3秒

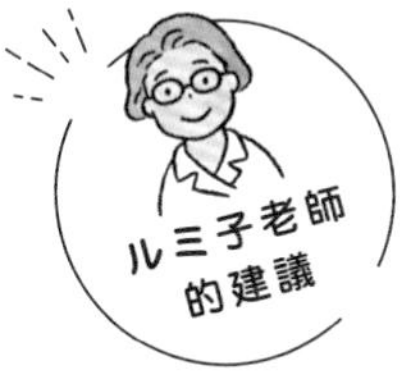

「收縮骨盆底肌」是一種來自身體內部的感覺，所以許多人不太知道這是什麼感覺。骨盆底肌包含陰道、尿道與肛門，所以初學者應該比較容易了解**「臀部收緊」**是什麼樣的感覺。**「小便尿到一半突然停止」**或是**「收緊陰道」**也都是收緊骨盆底肌的感覺。

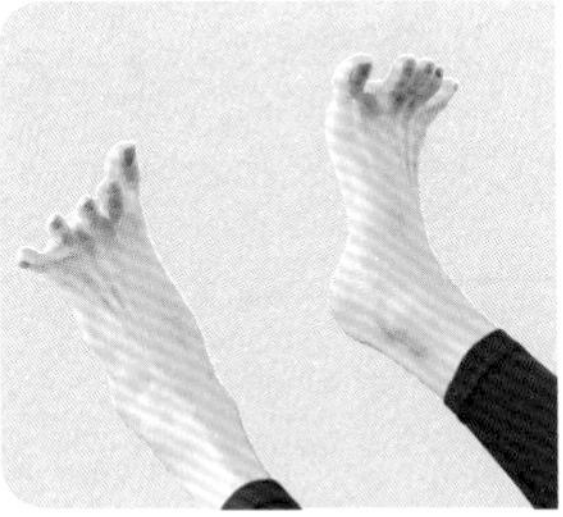

放鬆手指與腳趾之後，剛剛收縮的臀部也會跟著放鬆。重複收縮與放鬆的步驟，可讓淋巴往上移動與加速流動。

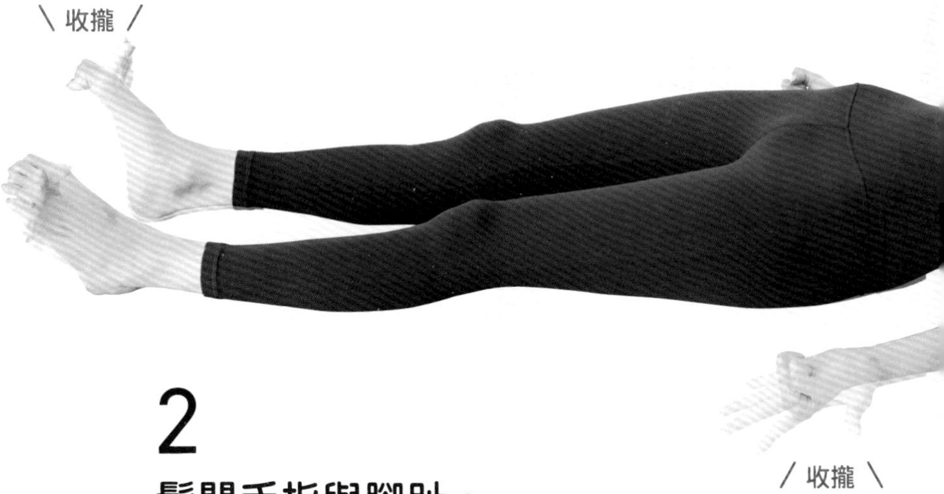

2

鬆開手指與腳趾，同時放鬆臀部

步驟1與2 × 5次

5

鍛練骨盆底肌＋內收肌，調整骨盆的位置

用力收緊腳部肌肉可強化大腿內側的內收肌。內收肌能活化骨盆底肌，也有助於調整骨盆的位置，內臟也會因此回到正確的位置，下半身到腹部一帶也會變得更苗條。

疏通深層淋巴

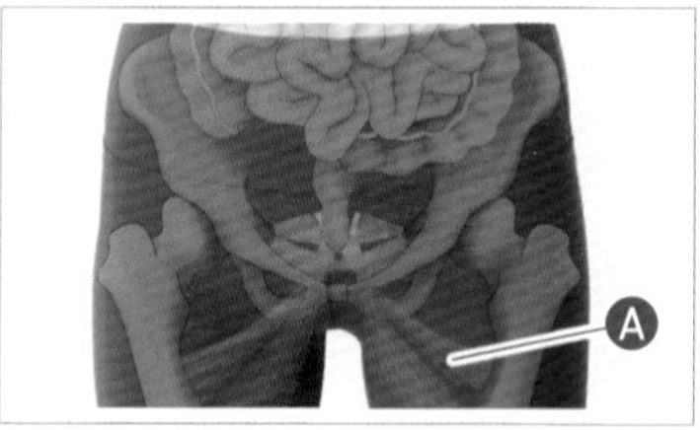

位於大腿內側的Ⓐ內收肌能夠由下往上撐住骨盆底肌，讓骨盆維持在正確的位置。一旦內收肌變弱，骨盆就沒辦法保持在中立位置，內臟也有可能因此下垂。

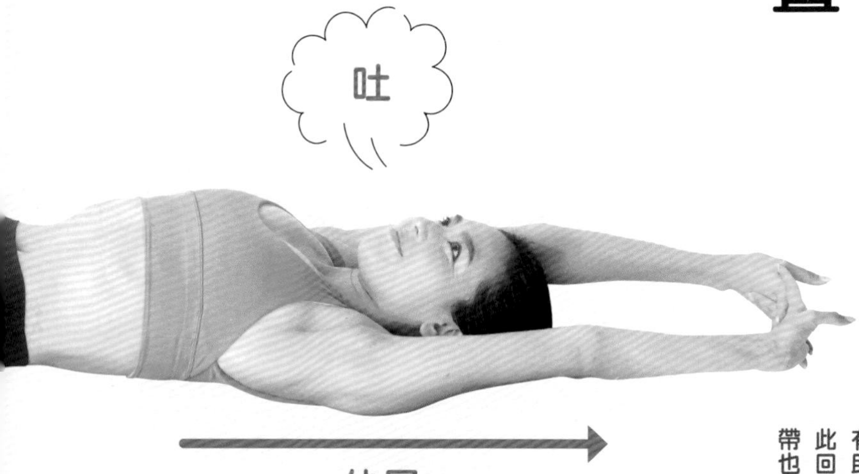

1

仰躺後，雙手往頭頂的方向伸展，並將腳踝交疊

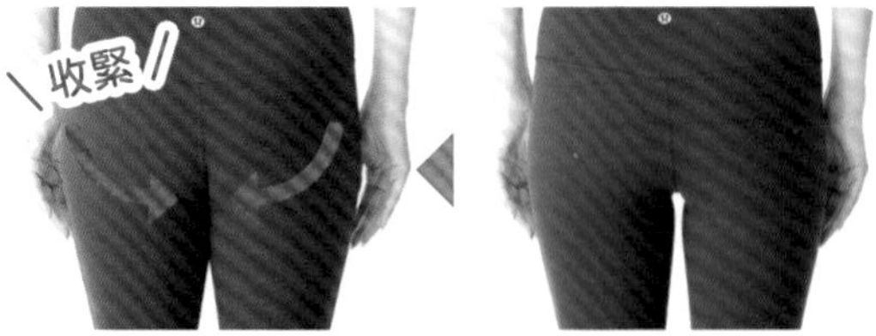

以收緊肛門的感覺，用力靠攏雙腳。

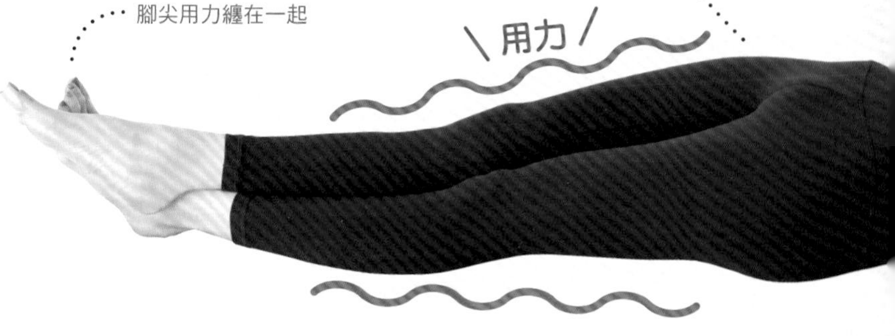

2

一邊吐氣一邊靠攏雙腳、往後延伸，同時在3秒內收緊與放鬆臀部，雙腳位置互換後，再進行一次

以收緊肛門的感覺，用力靠攏雙腳。

× 3次

6

嬰兒式＋骨盆底肌運動 促進全身淋巴與血液循環

張開雙腳讓骨盆底肌伸展，同時收緊與放鬆骨盆底肌肉，可讓運動更有效果。如此，不僅可促進腸道功能，還能活化全身的淋巴，讓運送營養與氧氣的血液在身體的每個角落循環。

疏通深層淋巴

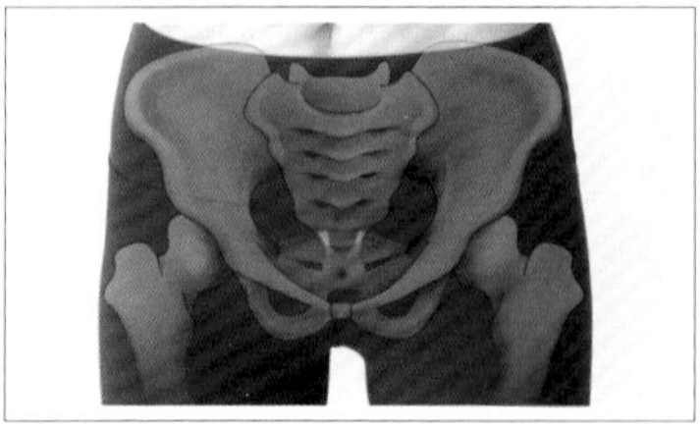

張開雙腳之後，骨盆底肌會跟著伸展，而且在這種狀態之下收縮肌肉，可以讓伸展更有效果。身體往前趴之後，腹肌就會很難施力，也就能更專心鍛練骨盆底肌。

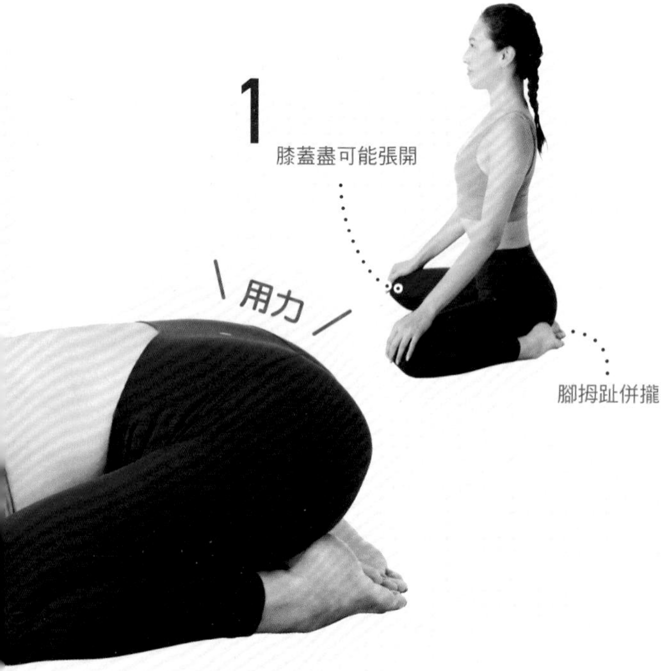

先正座，
再大幅張開膝蓋

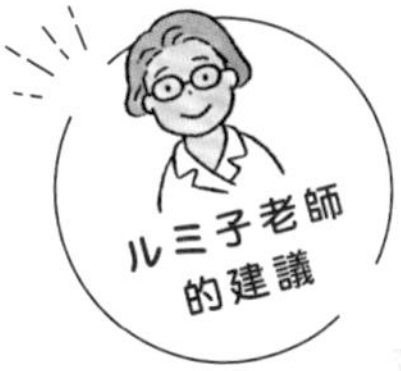

ルミ子老師的建議

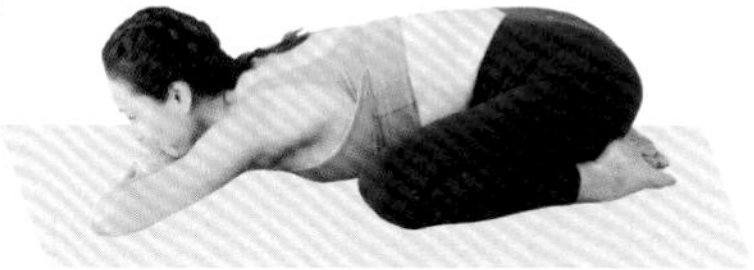

如果髖關節很僵硬，就很難讓身體往前趴，以及讓手往前延伸。此時可試著**讓雙手重疊，再將臉放在雙手上面**。

2

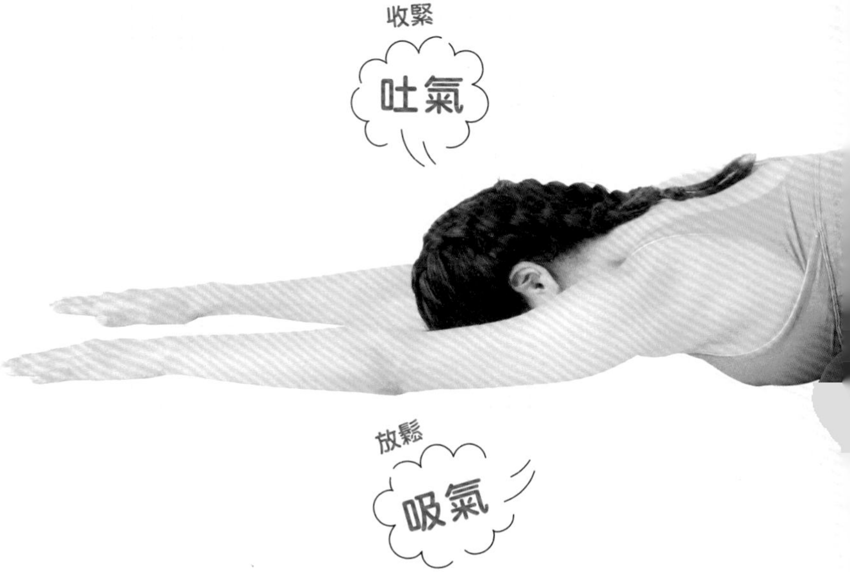

將身體往前趴，同時延伸雙手。
吐氣時臀部收縮3秒；
吸氣時，讓臀部放鬆

× 5次

COLUMN

讓腹部的淋巴恢復活性！

改善便祕的訓練

長期以來為便祕所苦的人，一定要試試這項訓練。這是根據生理機能設計的訓練，所以可幫助大部分的人順利排便

STEP 1

促使腸道快速蠕動

要排便就必須大腸蠕動。捏住腹部，對大腸造成壓迫，讓大腸開始收縮，就能促使大腸蠕動。如果是有宿便的人，一定會對這項訓練的效果大吃一驚，建議在廁所進行這項訓練。

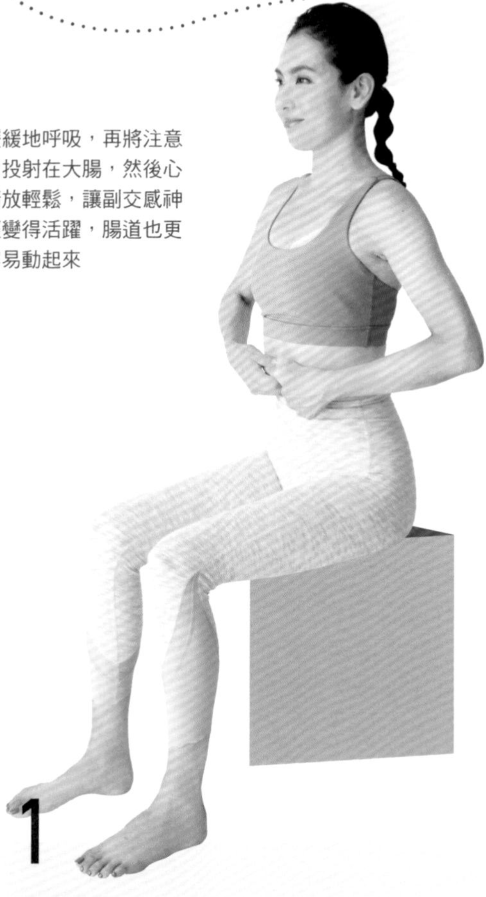

緩緩地呼吸，再將注意力投射在大腸，然後心情放輕鬆，讓副交感神經變得活躍，腸道也更容易動起來

1

彎腰，
用力捏住肋骨下方，
身體再迅速回正

改善便祕
MEMO

長期便祕的人常有「什麼時候才大得出來」、「怎麼做才能順利排便」的不安與焦慮，不過，腸道的機能會在心情放鬆的時候提升，所以放鬆心情，等待便意湧現也非常重要。就算完成這項訓練之後，沒有立刻想排便的感覺也沒關係，因為大腸已經開始蠕動，過了一會兒，就會想要排便，所以請大家放寬心情等待吧。

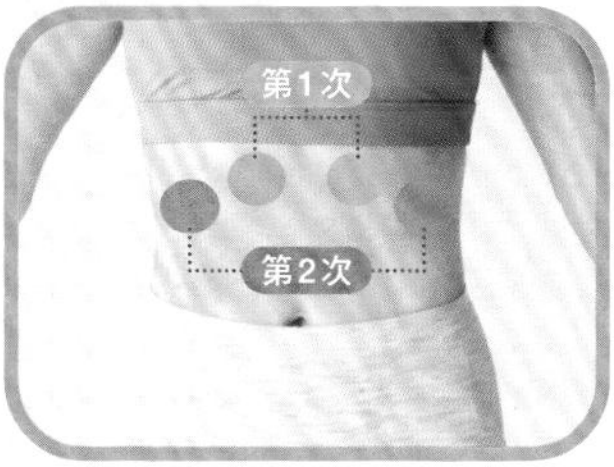

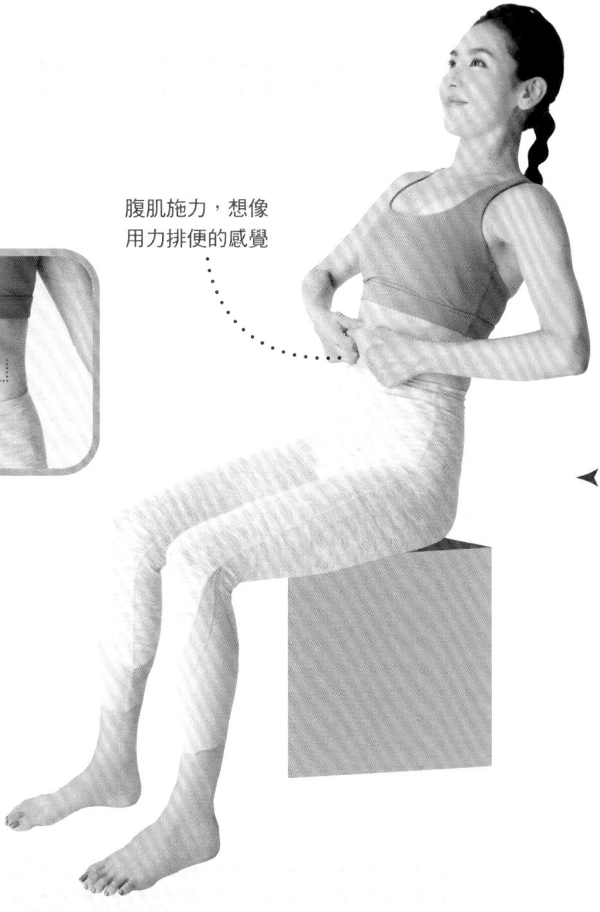

2

一邊在腹部施力，一邊往後仰，胸部挺向天花板。維持這個姿勢3秒之後，移動手的位置，重複一次剛剛的動作

× 3 個循環

STEP 2

大腸扭轉

一邊對腹部施加壓力，一邊扭腰，能讓大腸全面動起來，促進STEP1介紹的腸道蠕動。這項練習可疏通腸淋巴與腰部的深層淋巴，還能提高腹部的代謝效率，讓排便變得更加順暢。

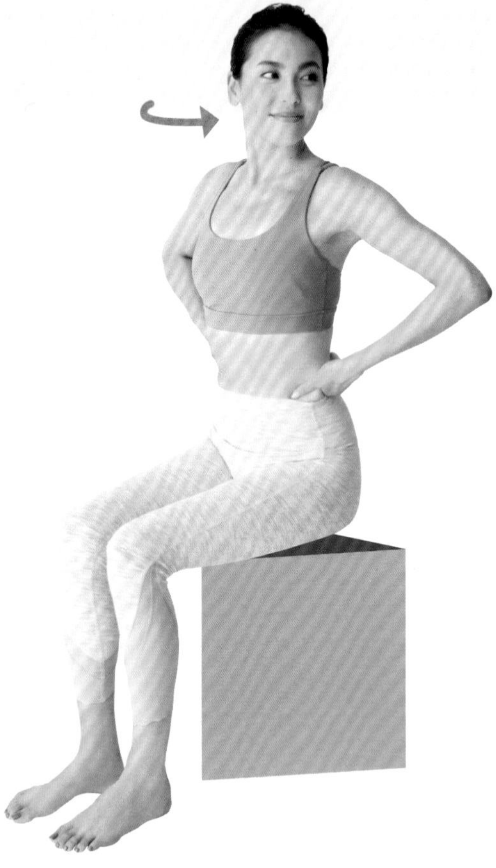

1

從身體側面
捏住骨盆上方的位置，
再面向左側

改善便祕 MEMO

一天能大出1、2次像香蕉一樣大的大便，代表腸道很健康。如果每次都排出一顆顆圓圓的大便，代表水分或是膳食纖維攝取不足，腸道也有可能過於乾燥。大豆與穀類的非水溶性膳食纖維不會在小腸分解，所以進到大腸之後，可幫助大腸蠕動，長期為便祕所苦的人，最好多攝取這類膳食纖維，而且這類膳食纖維也是腸道細菌的營養來源，所以也有整頓腸道環境的效果。

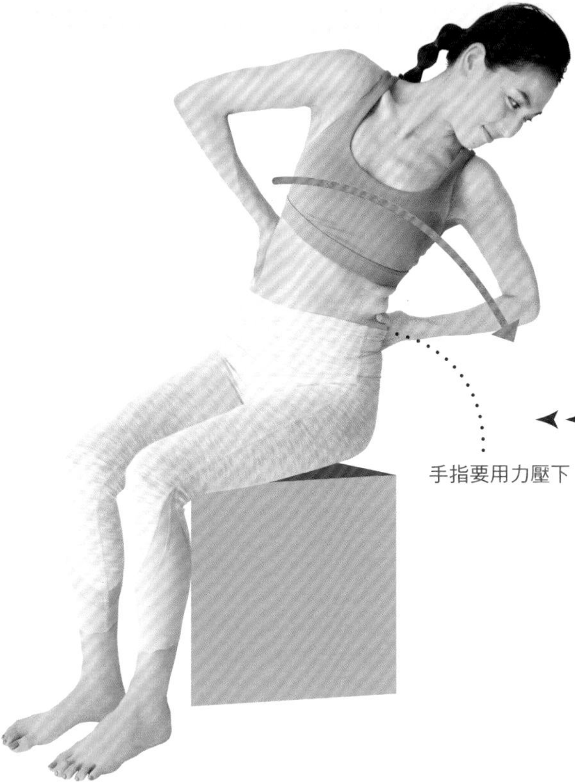

手指要用力壓下

2

身體往斜後方倒，
手肘往地面方向靠近。
維持這個動作3秒。
另一邊也要做一次。

× **3** 個循環

解決各種便祕的方法

急性便祕

類型	說明	該怎麼做才好？
暫時性的單純便祕	暫時性便祕好發於旅行等飲食環境有所變動的情況，或在月經前、壓力過大、水分攝取不足時發生。只要排除這些原因，暫時性的便祕就會立刻痊癒。	由於是暫時性的便祕，所以只要生活習慣恢復正常就能改善。記得對自己說「沒問題的！」然後享受當下的生活。
器質性便祕	這是因為疾病引起的便祕，有可能是由腸阻塞或是腸扭結這類疾病造成，通常會伴隨著激烈腹痛與噁心想吐的症狀。有必要立刻尋求醫師診斷。	需至醫院進一步檢查。

慢性便祕

	類型	說明	該怎麼做才好？
慣性便祕	弛緩性便祕	這是因為腸道功能較差而引起的便祕。好發於年長者與小孩，需要重新檢視生活習慣。	可以試著透過腸淋巴結疏通按摩改善，或是每天多攝取膳食纖維與蛋白質。
慣性便祕	痙攣性便祕	這是腸道機能太強，腸道痙攣所造成的便祕。這種便祕通常是與壓力有關，所以常常會被歸類為腸道激躁症的症狀。而有一些人會輪流出現便祕與拉肚子的症狀。	這類人可試著透過促進腸道活性的呼吸法（P98）或是讓腹部變得暖和的方法（P93）改善症狀。除了每天攝取食物纖維，也可以一邊順時針按摩腹部，一邊告訴自己「沒問題，一定能順利排便」。
慣性便祕	腸性（慣性）便祕	雖然直腸囤積了大便，就會想上廁所，但有時候會沒時間去上廁所，有些人則是太習慣浣腸，導致便意被壓抑。最近這類情況越來越常見，有這類問題的人也需要改善生活習慣。	回顧一下生活中，是否為自己留有放鬆的時間。有沒有肩膀僵硬、腰痛這類問題呢？呼吸是不是太淺呢？除了進行腸淋巴結疏通按摩以及消除便祕訓練之外，也建議試著疏通造成肩膀僵硬與腰痛的深層淋巴結（P70、P76）。
慣性便祕	飲食相關的便祕	這是吃東西吃太少或是其他飲食習慣造成的便祕。	是否正在節食？你的身體由你所吃的食物所塑造，所以最好保持正常的飲食習慣，再利用腸淋巴結疏通按摩減少體脂肪，而不是一味地想減輕體重。
器質性便祕		與急性便祕一樣，是由某些疾病所導致的便祕。例如大腸癌、大腸息肉、子宮肌瘤、卵巢囊腫都可能是病因，有時在接受急性闌尾炎手術之後，腸道出現沾黏，也會出現器質性便祕。有這類問題需接受醫師的診斷。	如果症狀不屬於上述的便祕類型，請務必要前往醫院，尋求專業醫師的協助。

3章

從根源解決各種身體不適！

解決各種症狀的深層淋巴結按摩

刺激腸淋巴結與全身的深層淋巴與肌肉，可解決肩膀僵硬、腰痛、肌膚鬆垮、掉髮這類惱人的症狀。

身體不適 1

肩膀僵硬

常用電腦與滑手機，肩膀與脖子就會變得僵硬

這樣就能解決！

放鬆斜方肌可讓肩膀一帶的老舊廢物與淋巴一起流動！

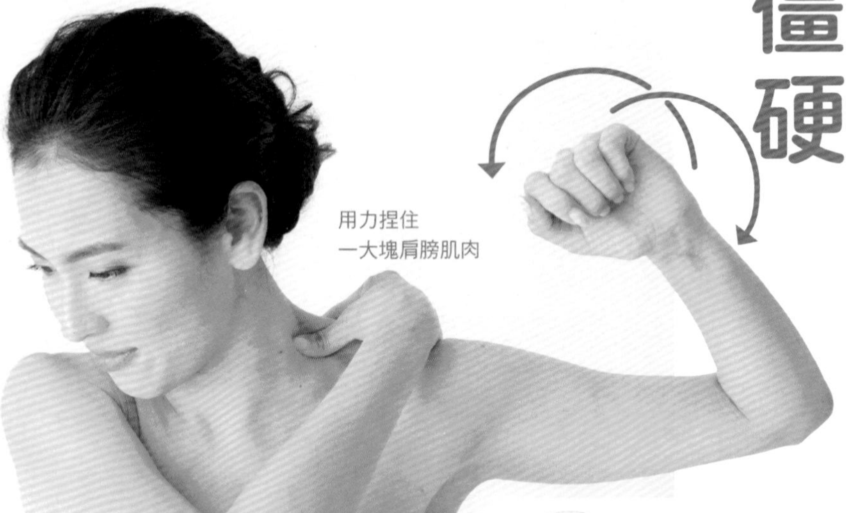

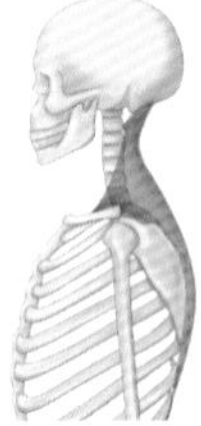

斜方肌是從肩膀一直分布到背部的肌肉。按摩時，可以捏住肩膀上方的肌肉末端。

從上方捏住肩膀再轉動手臂

× 各5個循環

緩緩地向前與向後大幅轉動手臂

有效的原因

肩膀放鬆，脂肪也能快速排出

疏通腸淋巴結之後，脂肪會加速分解，而且這些分解的脂肪若在靜脈角（鎖骨的淋巴）堵住，肩膀與手臂就會變得僵硬。所以放鬆肩膀的肌肉，疏通靜脈角之後，腹部的脂肪也能快速排出。

斜方肌是從肩膀分布至背部的大面積肌肉。如果身體一直維持向前彎的姿勢，斜方肌就會變得很僵硬，膀子與肩膀也會痠痛。此外，肩膀變得僵硬之後，就算疏通腸淋巴，淋巴也很難從腹部往上流，所以舒緩斜方肌才能讓全身的淋巴暢通。

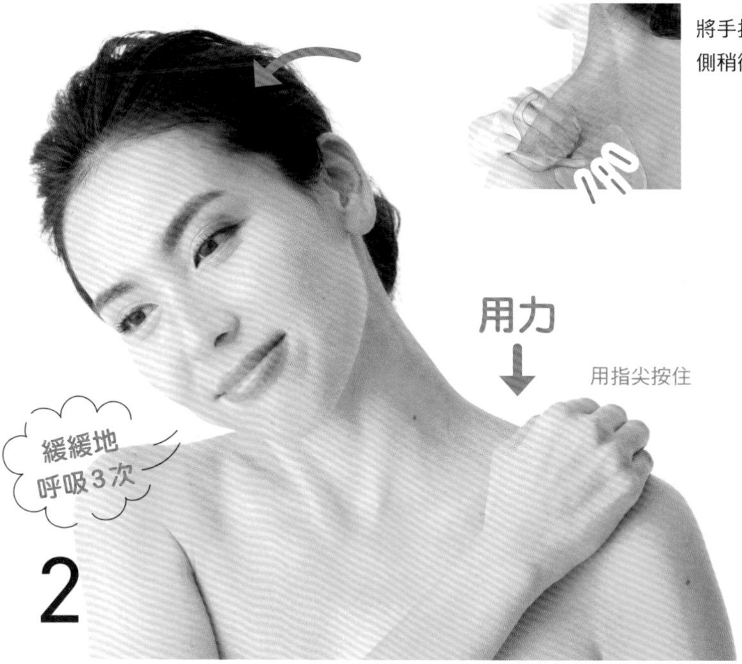

將手指靠在肩膀後側稍微凹陷之處。

用四隻手指壓住肩膀後側，再讓頭往另一邊側倒，同時感覺肌肉拉開。另一邊的肩膀也以相同的方式伸展

身體不適2

眼睛疲勞

長時間進行文書作業或是使用電腦，眼睛會變得很疲勞與乾燥

這樣就能解決！

按壓眼周的穴道，以骨盆底肌運動疏通眼周淋巴。

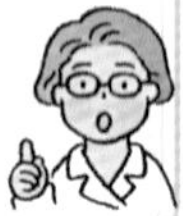

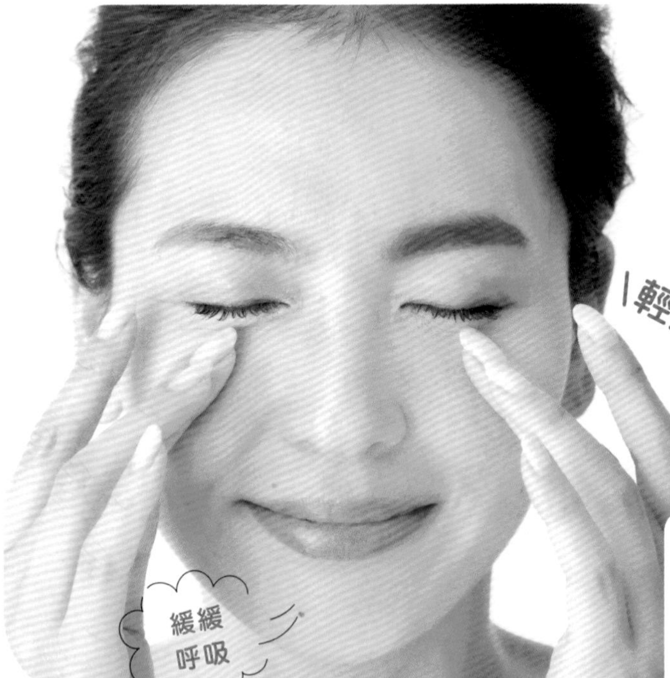

尋找穴道的方法

承泣

位於瞳孔下方的骨頭邊緣。按壓時對著骨頭邊緣垂直按壓。

以會覺得有點痛的力道，以中指按壓眼睛周遭的穴道3秒，同時收縮與放鬆臀部

×3次

有效的原因

有許多舒緩眼睛疲勞的穴道分布於眼睛周圍的骨頭，只要按壓這些穴道，就能舒緩眼輪匝肌（眼睛周圍的肌肉），淋巴與血液就能更暢通。當眼睛放鬆，心情也會跟著放鬆，腸淋巴的功能也會變好。

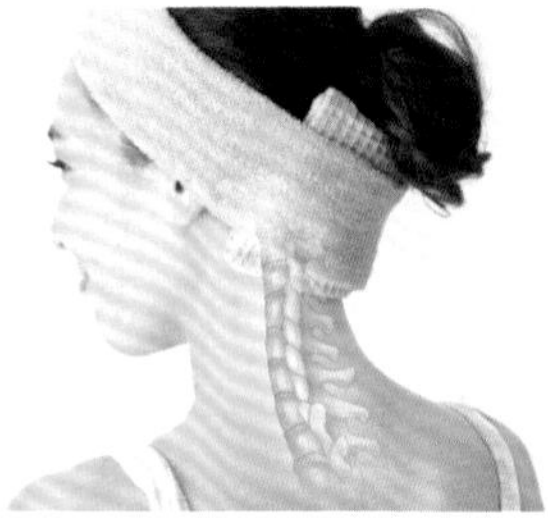

利用溫熱的毛巾熱敷後腦勺

將濕毛巾放進塑膠袋，再放進微波爐加熱30秒之後，從袋子取出熱騰騰的毛巾，再將毛巾敷在後腦勺，然後以髮帶固定毛巾與按壓穴道，就能夠徹底放鬆肌肉。後腦勺有頸椎，頸椎則透過神經與腸道相連，所以熱敷這個位置可促進腸道機能。

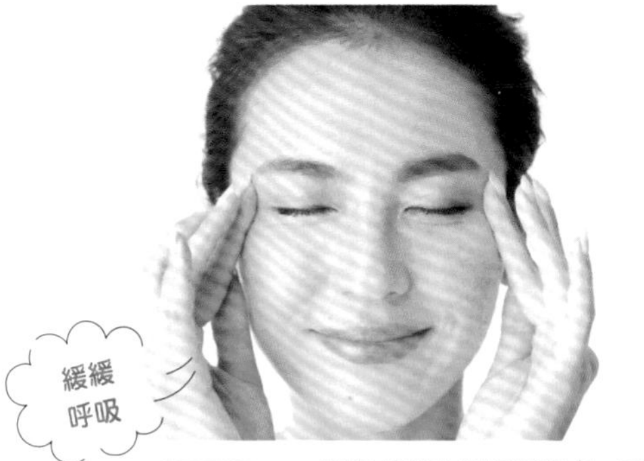

尋找穴道的方法

瞳子髎

眼尾外側的骨頭凹陷處。可垂直按壓。

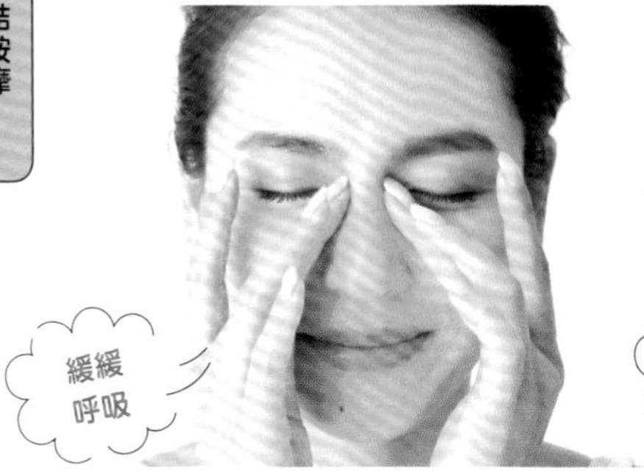

尋找穴道的方法

晴明

眼頭附近的凹陷處。可對皮膚垂直按壓。

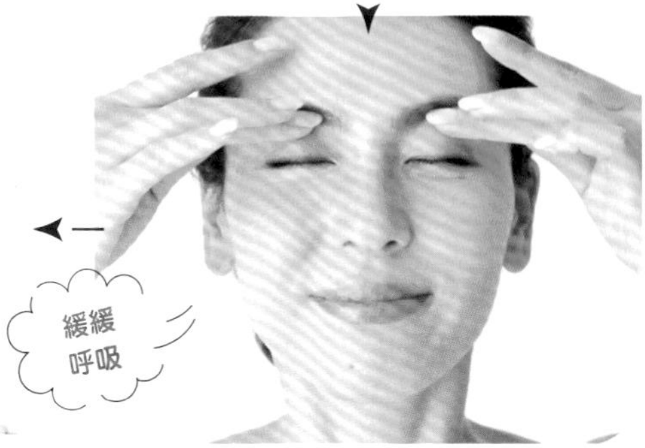

尋找穴道的方法

魚腰

瞳孔上方，眉骨的邊緣。可以用手指輕輕抵住骨頭，再往上按壓。

身體不適3

頭痛

突發的頭痛會讓人無法工作或做家事

這樣就能解決！

按壓太陽穴與頭頂穴道時，以骨盆底肌運動促進淋巴流動與血液循環。

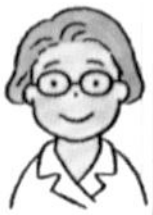

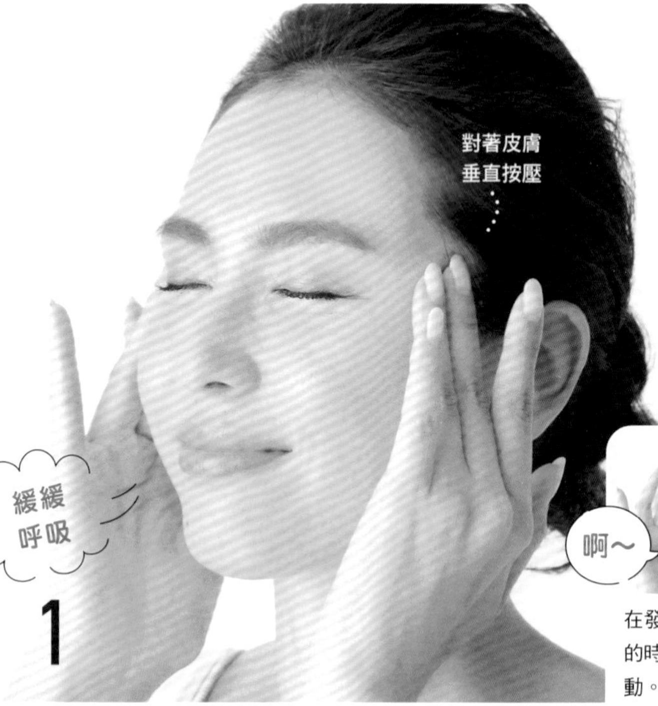

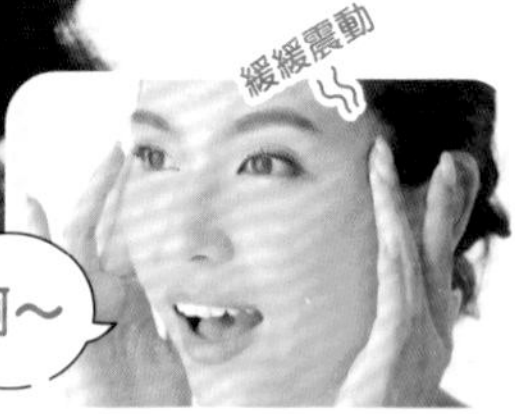

在發出「啊～」這個聲音的時候，太陽穴會緩緩震動。與眼睛或五官有關係的神經會通過這個部位。

用中指壓住太陽穴3秒，同時收縮與放鬆骨盆底肌 × 3次

淋巴與血液循環停滯是造成頭痛的原因之一。不暢通等於堵在同一個位置，這麼一來，血管就會變粗，神經就會被壓迫，所以才會頭痛。常頭痛的人平常可按壓穴道以及進行骨盆底肌運動，促進淋巴流動與改善體質。

尋找穴道的方法

百會

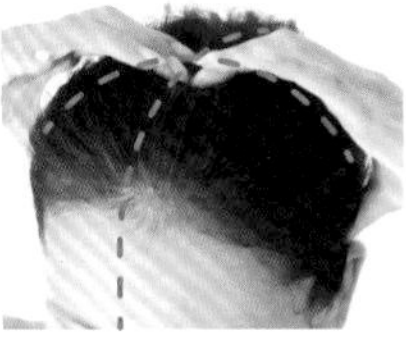

想像耳朵與頭頂有一條線，以及眉間與頭頂也有一條線，而這兩條線的交會之處會有點凹陷，這個凹陷處就是百會。百會在中醫被譽為「氣的入口」，有「一百個穴道會聚此處」，所以這個穴道才會被命名為「百會」。這個穴道可調理自律神經，以及各種身體不適，所以被譽為萬能的穴道。

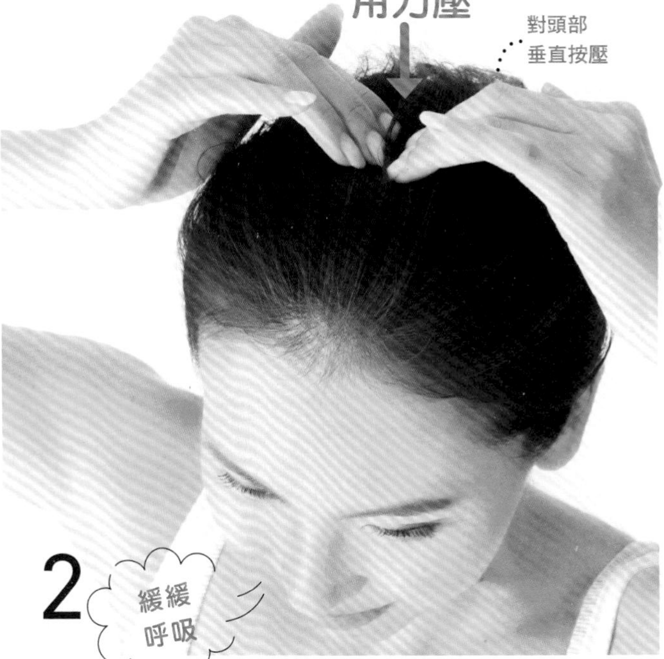

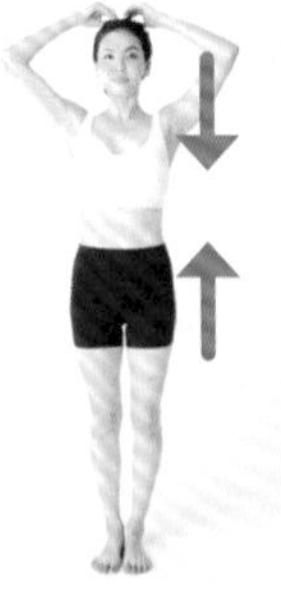

骨盆底肌、身體中心點到頭頂成一條線。收緊臀部，由下往上施加壓力時，按壓頭頂，就能感受到來自上下兩側的刺激。

食指、中指、無名指拼攏，再以中指按住頭頂3秒，同時收緊再放鬆臀部 × 3次

身體不適4

腰痛

長期坐著辦公與運動不足所造成的慢性腰痛非常難受

這樣就能解決！

骨盆與臀部附近的肌肉僵硬就會造成腰痛，所以要放鬆肌肉讓淋巴流動。

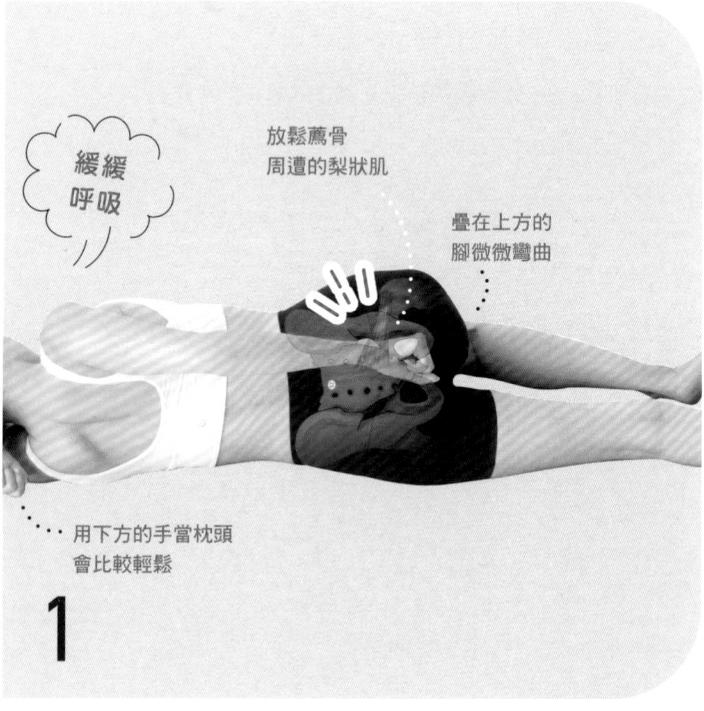

緩緩呼吸
放鬆薦骨周遭的梨狀肌
疊在上方的腳微微彎曲
用下方的手當枕頭會比較輕鬆
1

側躺，
再用拳頭敲打臀部中心，
放鬆肌肉 ×30秒

腰痛代表腸淋巴不暢通。利用基本的腸淋巴結疏通按摩放鬆深層肌肉，神經就不會被壓迫，腰痛就會消失。此外，骨盆或臀部一帶的肌肉若是太過僵硬，也一樣會腰痛，所以可適度按壓這些肌肉，讓這些肌肉放鬆。

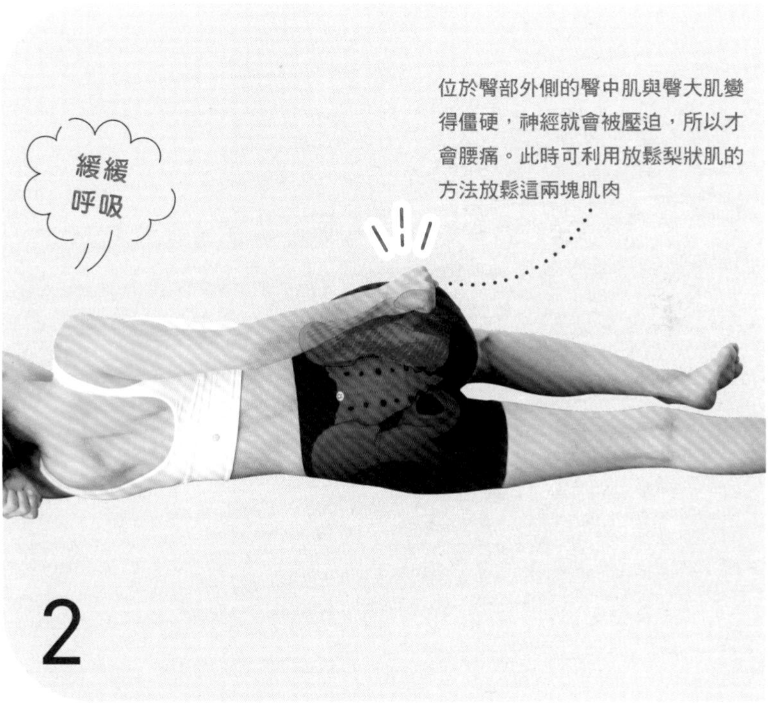

位於臀部外側的臀中肌與臀大肌變得僵硬，神經就會被壓迫，所以才會腰痛。此時可利用放鬆梨狀肌的方法放鬆這兩塊肌肉
緩緩呼吸
2

同樣握拳，
敲打臀部外側。
另一側也以相同的方式放鬆肌肉 × 30秒

身體不適5

生理痛、經前症候群

月經來臨之前，總是讓人心情煩躁，肚子也脹得很難受

這樣就能解決！

按壓腳踝與膝蓋的穴道，以骨盆底肌運動疏通子宮淋巴！

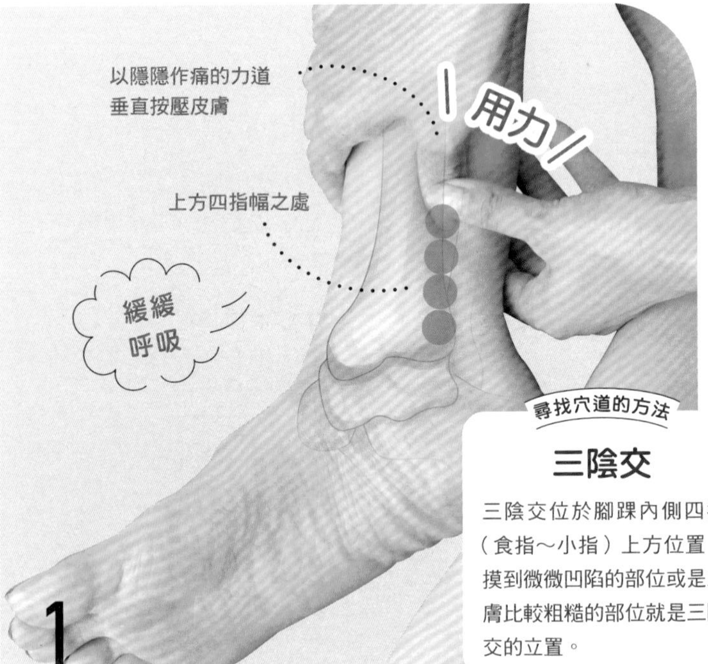

尋找穴道的方法

三陰交

三陰交位於腳踝內側四指（食指～小指）上方位置。摸到微微凹陷的部位或是皮膚比較粗糙的部位就是三陰交的立置。

兩隻手的拇指疊在一起，按住三陰交這個穴道3秒，同時收緊再放鬆臀部 ×3次

有效的原因

指壓的「3秒」規則！

按壓穴道時，**可花3秒緩緩地施力，然後維持相同的力道3秒，再花3秒緩緩地減輕力道**。這是最理想的穴道按壓方式。又深又緩地激刺目標部位是更有效果的方法。

血液循環不佳以及隨之而來的手腳冰冷都是生理痛的原因。按壓能夠調理婦科疾病的穴道與肌肉，同時透過骨盆底肌運動促進下半身的淋巴與血液流動，子宮內部的血液循環就會變得更好。

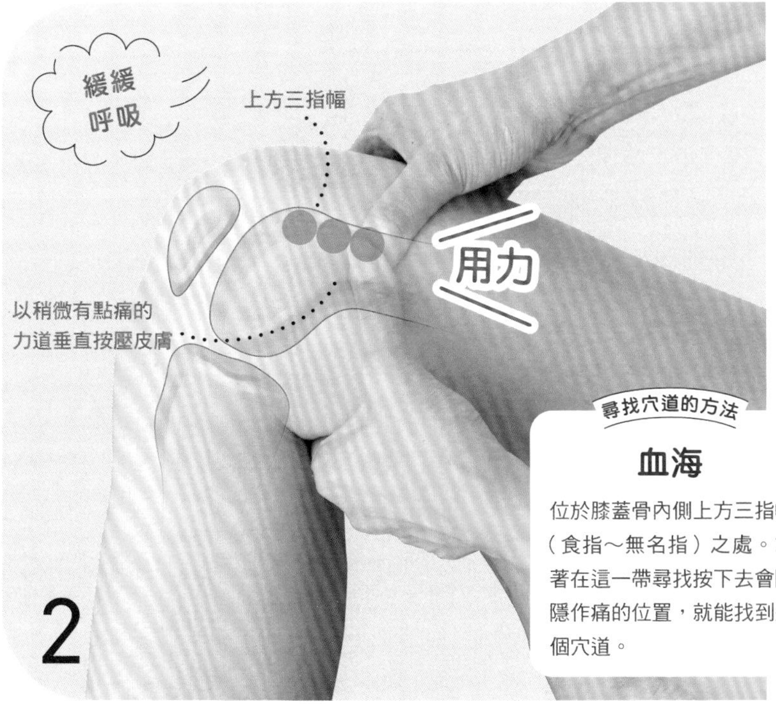
緩緩
呼吸
上方三指幅
以稍微有點痛的
力道垂直按壓皮膚
用力
2

尋找穴道的方法

血海

位於膝蓋骨內側上方三指幅（食指～無名指）之處。試著在這一帶尋找按下去會隱隱作痛的位置，就能找到這個穴道。

雙手拇指交疊，按住血海穴3秒，同時收緊再放鬆臀部。另一側也要以相同的方式按壓

×3次

美體煩惱1

虎背熊腰

肩膀與背部的肉太厚，背影顯得老態

這樣就能解決！

放鬆背闊肌，讓背部肌肉伸展，以及讓腋下的淋巴流動，就能排出脂肪！

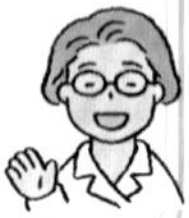

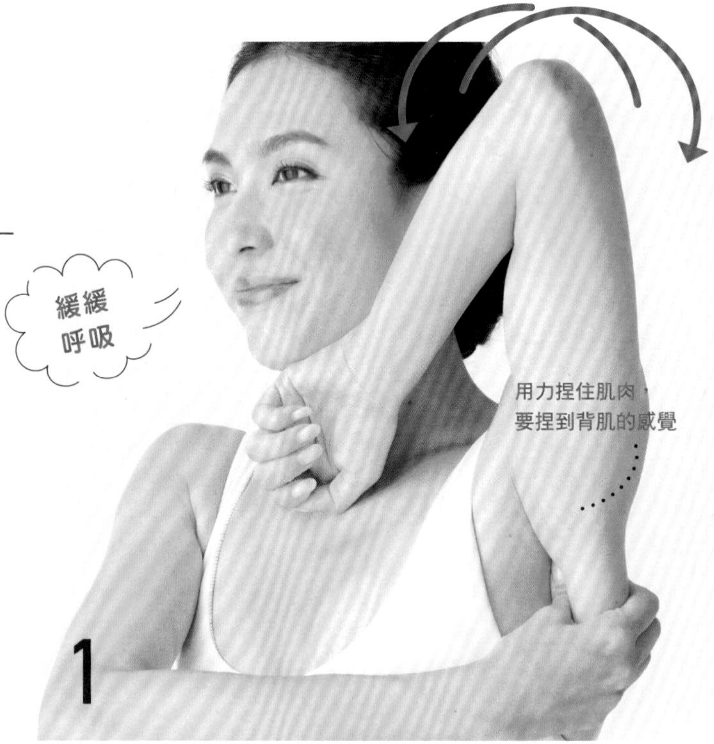

捏住腋下的肌肉再轉動手臂

× 各5次

緩緩地往前與往後大幅轉動手臂

背部或是肩膀的肌肉僵硬，以及腋下的淋巴堵塞，脂肪就會囤積，背影就會變得很胖。放鬆這些肌肉，讓這些肌肉不再緊繃，同時疏通腋下的深層淋巴，肩膀與背部就會變得苗條。

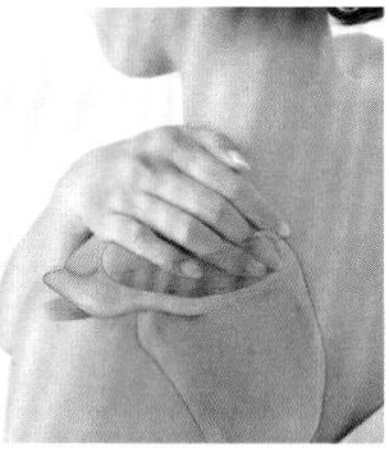

棘上肌是肩膀隆起之處的肌肉，也是五十肩的病灶，所以讓這塊肌肉多運動，可有效預防五十肩。沒辦法用另一邊的手按壓時，可利用同一邊的手按壓。

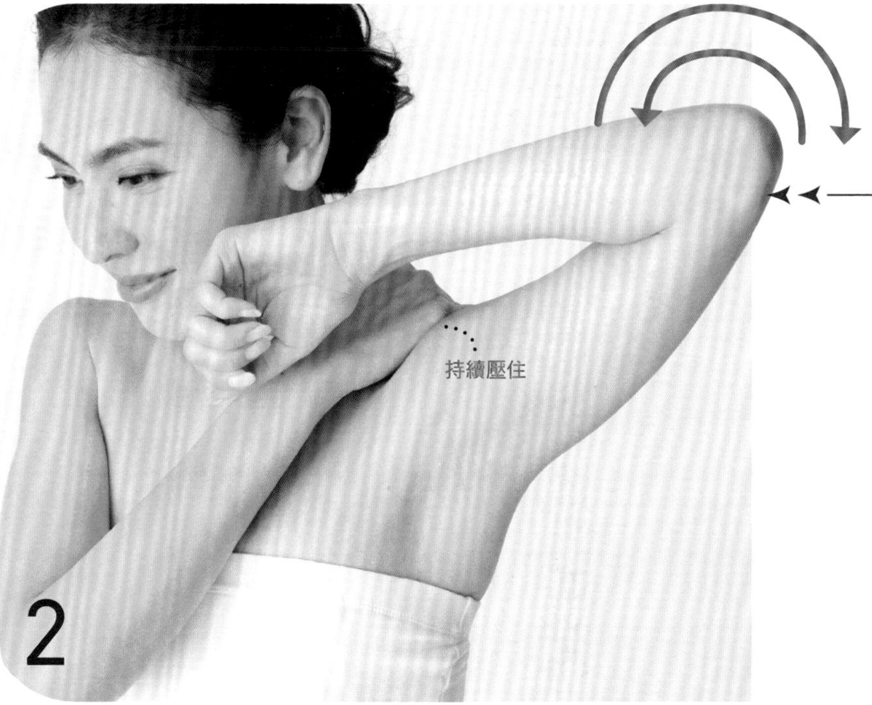

壓住肩膀上方肌肉，同時轉動手臂。另一側以相同方式按壓

× 各 5 次

緩緩地往前與往後
大幅轉動手臂

美體煩惱2

胸部下垂

覺得胸部隨著年齡越變越小。位置也有點下滑

這樣就能解決！

放鬆胸大肌與前鋸肌，以及讓腋下的淋巴流動吧！

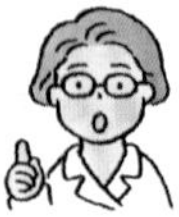

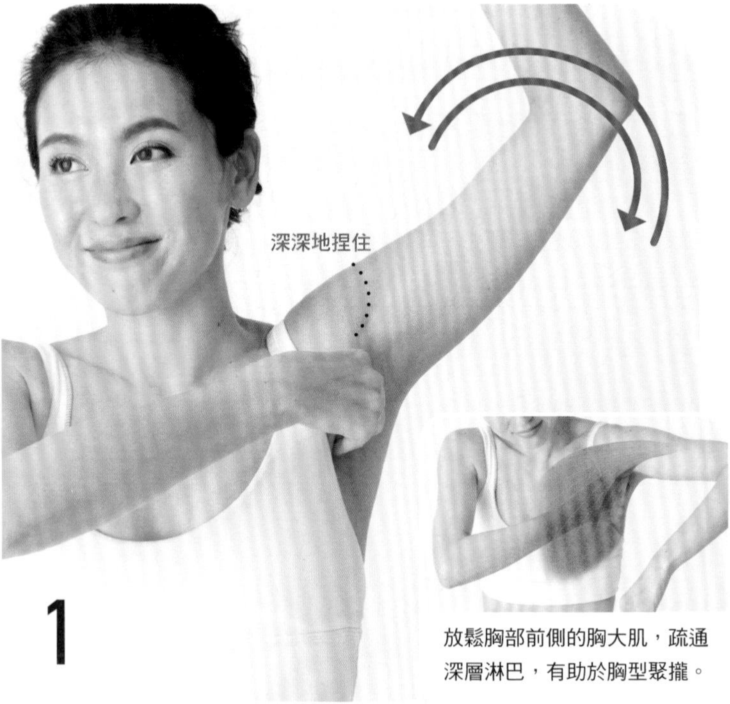

1

放鬆胸部前側的胸大肌，疏通深層淋巴，有助於胸型聚攏。

捏住腋下與胸部之間的肌肉再轉動手臂

× 各5次

緩緩地往前與往後大幅轉動手臂

胸部是許多淋巴匯集之處，一旦淋巴阻塞，胸部就會下垂或是消風，所以放鬆胸部與腋下的肌肉，疏通深層的淋巴結，是改善上述問題的捷徑。胸大肌與乳房位於相同的位置，所以放鬆胸大肌，乳房的形狀也會變得更飽滿。

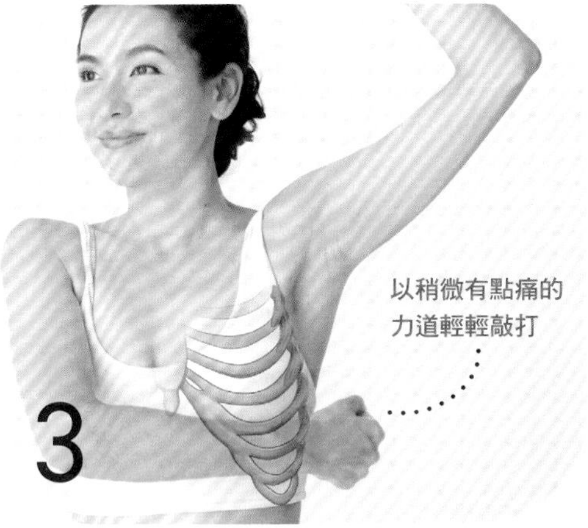

3
以稍微有點痛的
力道輕輕敲打

輕敲腋下到肋骨的前鋸肌。另一側也以相同的方式敲打

× 30秒

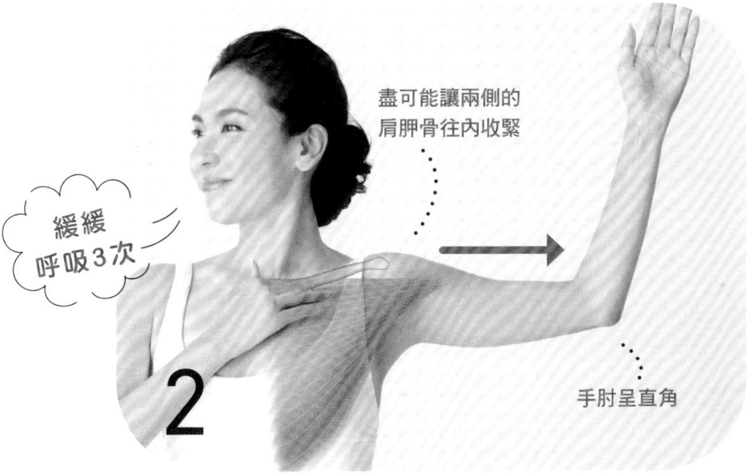

2
盡可能讓兩側的
肩胛骨往內收緊
緩緩
呼吸3次
手肘呈直角

以中指壓住鎖骨下方的中央處（胸大肌），再讓手臂往後拉

× 2次

美體煩惱 3

下半身肥胖

再怎麼減重，大腿或是下半身還是越來越胖

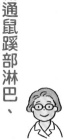

這樣就能解決！

暢通鼠蹊部淋巴、放鬆腹直肌，就能排出囤積在下半身的老舊廢物。

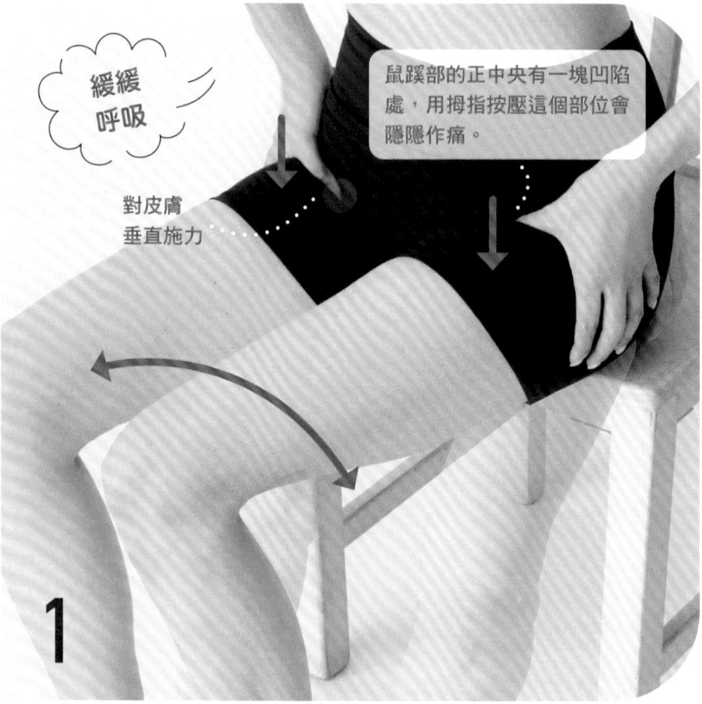

緩緩呼吸
鼠蹊部的正中央有一塊凹陷處，用拇指按壓這個部位會隱隱作痛。
對皮膚垂直施力
1

一邊用拇指按住大腿根部，
一邊讓膝蓋往左右傾倒

×5個循環

有效的原因

刺激恥骨可讓腹部的脂肪排出

按壓恥骨可讓與恥骨連接的腹直肌放鬆，**有效疏通下半身到腸道的淋巴**，也能解決下半身手腳冰冷的問題。建議大家趁著去洗手間或是休息的時候，多多按壓這個部位。

下半身的淋巴若是阻塞就會水腫或是囤積脂肪。疏通鼠蹊部的淋巴結，以及按壓恥骨，放鬆肌肉，就能讓下半身的淋巴暢通，也能讓多餘的脂肪與老舊廢物陸續排出體外。

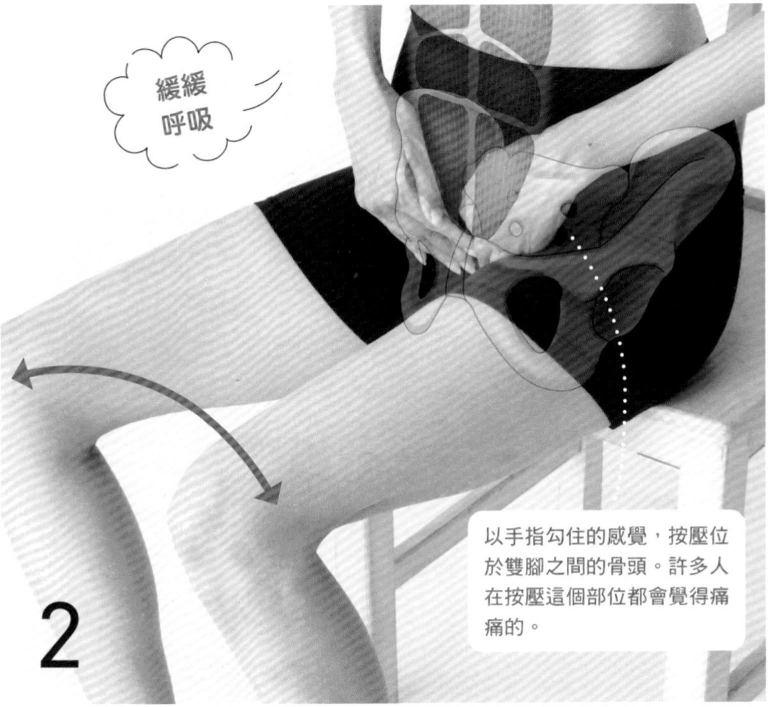

以手指勾住的感覺，按壓位於雙腳之間的骨頭。許多人在按壓這個部位都會覺得痛痛的。

像是指尖勾在雙腳之間的恥骨般，
一邊用指腹按壓，
一邊讓雙腳往左右傾倒

×5個循環

美體煩惱4

皮膚鬆垮、掉髮

肌膚失去彈性，變得鬆垮。頭髮因為年紀增長越變越少

這樣就能解決！

按摩足弓的穴道，讓大腿根部的淋巴暢通。

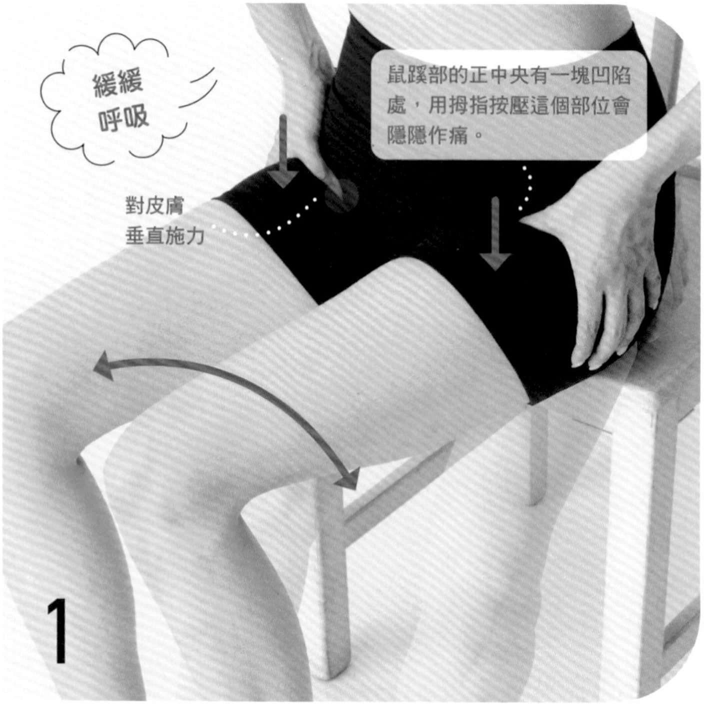

緩緩呼吸
鼠蹊部的正中央有一塊凹陷處，用拇指按壓這個部位會隱隱作痛。
對皮膚垂直施力
1

一邊用拇指按住大腿根部，一邊讓膝蓋往左右傾倒

×5個循環

有效的原因

同時可收緊骨盆底肌

收攏腳趾，可收緊骨盆底肌；鬆開腳趾，能放鬆骨盆底肌，而這兩個動作可讓**淋巴流速變快與提升代謝**。當淋巴流往上半身的速度變快，肌膚與頭髮就比較容易得到營養。

當腸道淋巴暢通，皮膚與頭髮就能得到足夠的營養，細胞也能順利進行新陳代謝。此外，肌膚失去彈性，代表肌肉變得鬆垮。疏通腸淋巴結，讓深層肌肉得到刺激，皮膚也會變得緊實。

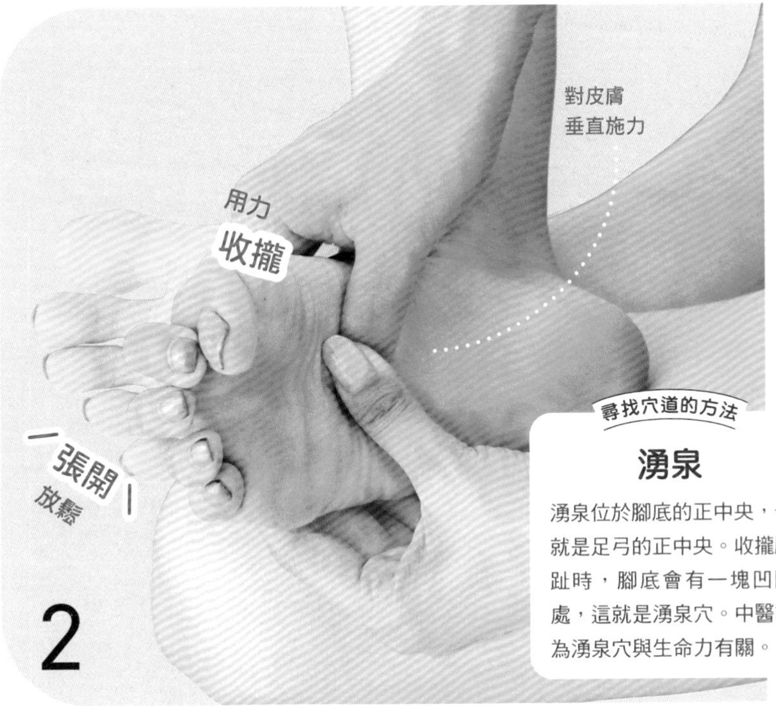

尋找穴道的方法

湧泉

湧泉位於腳底的正中央，也就是足弓的正中央。收攏腳趾時，腳底會有一塊凹陷處，這就是湧泉穴。中醫認為湧泉穴與生命力有關。

讓雙手拇指在湧泉穴交疊，一邊用力按壓，一邊收攏並張開腳趾

× 10次

美體煩惱5

臀部下垂

臀部越來越垂，該怎麼做才能變得緊實呢？

這樣就能解決！

放鬆臀部深層的梨狀肌，以骨盆底肌運動排出老舊廢物。

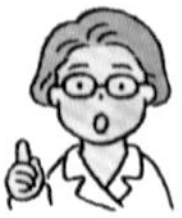

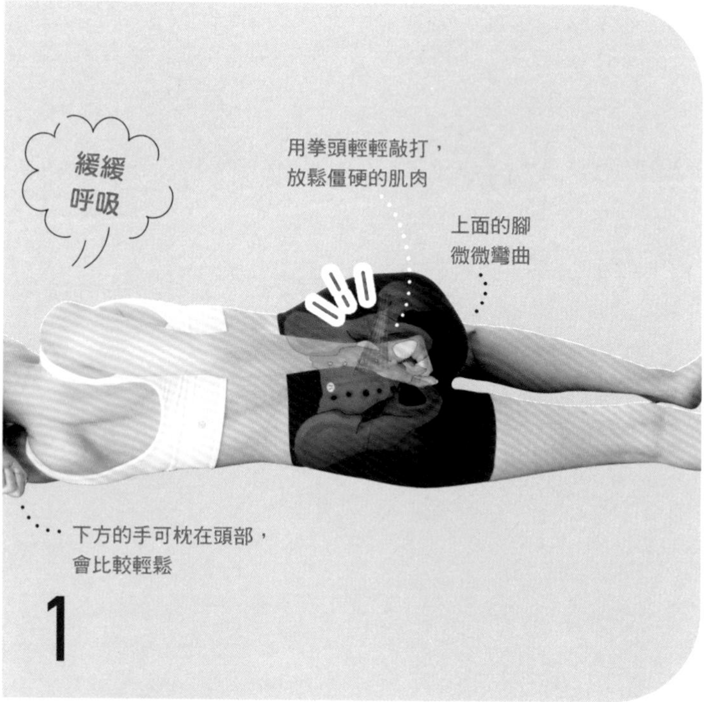
緩緩呼吸
用拳頭輕輕敲打，放鬆僵硬的肌肉
上面的腳微微彎曲
下方的手可枕在頭部，會比較輕鬆
1

用拳頭輕輕地敲打臀部，讓臀部變得緊實

×30秒

位於臀部深處的梨狀肌是拉抬臀部的肌肉，放鬆這裡，讓老舊廢物排出，這部分的肌肉就會變得靈活，進而提抬臀部。此外，梨狀肌是骨盆底肌的一部分，所以光是進行基本的腸淋巴結疏通按摩就能得到緊實的臀部了。

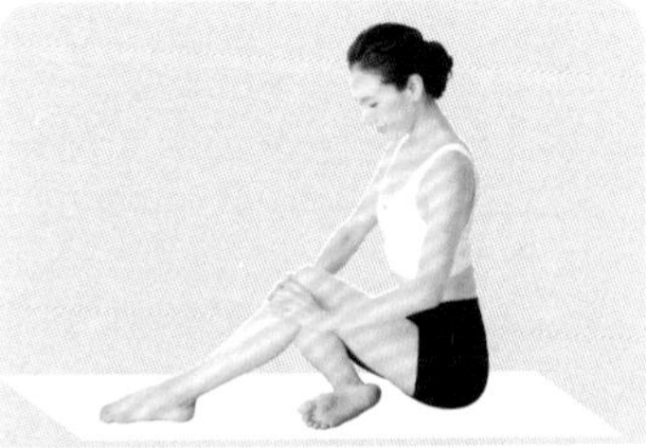

這個坐姿能讓坐骨（臀部的骨頭）接觸地板。與坐骨黏接的大腿二頭肌一直延伸到膝蓋背面。由於與地板的摩擦也是一種刺激，所以同時按壓膝蓋背面，能夠讓臀部變得更緊實。

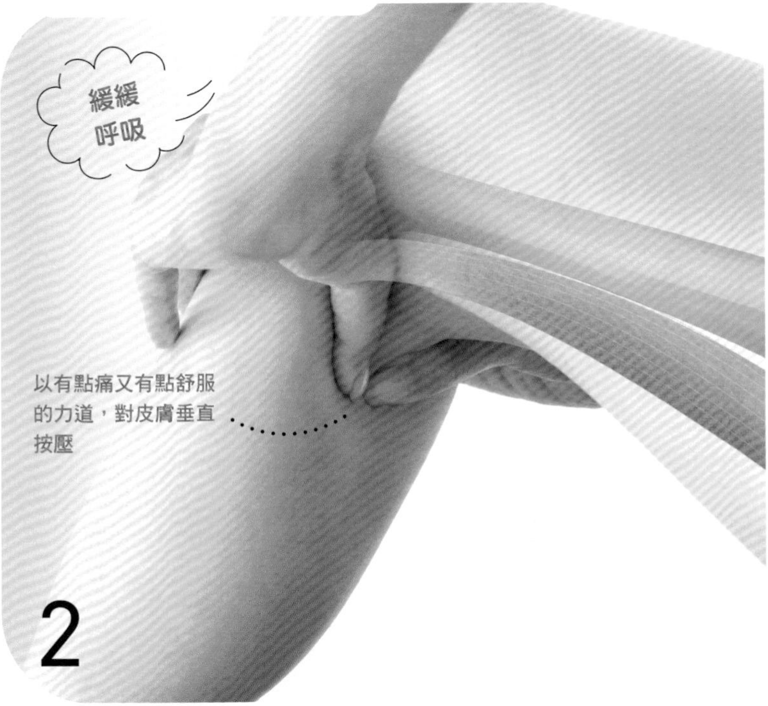
緩緩
呼吸
以有點痛又有點舒服的力道，對皮膚垂直按壓

2

用拇指壓住膝蓋背面3秒。
另一隻腳也要以相同的方式按壓 ×3次

美體煩惱6

姿勢不正

肩膀不對稱，或骨盆高度不同，會隨著年齡增長而越來越明顯

這樣就能解決！

放鬆身體前側與後側的肌肉，讓身體挺直。

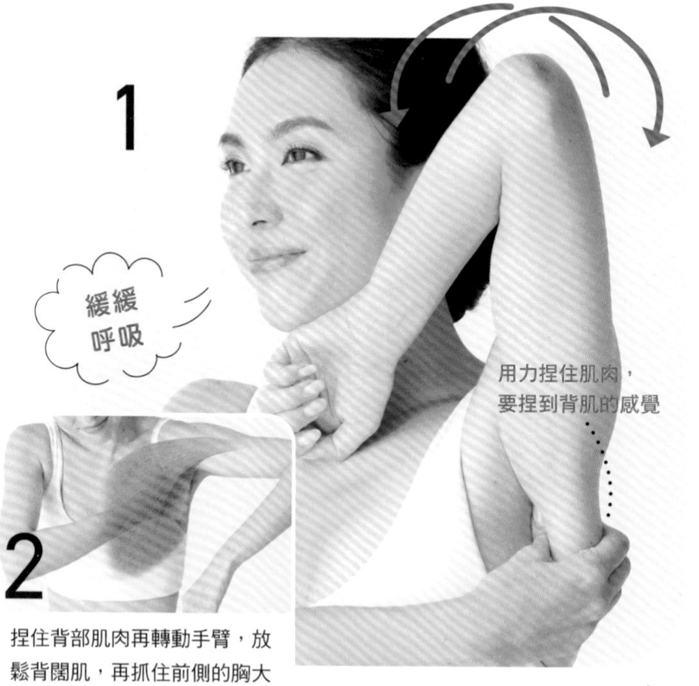
1
緩緩呼吸
用力捏住肌肉，要捏到背肌的感覺
2

捏住背部肌肉再轉動手臂，放鬆背闊肌，再抓住前側的胸大肌與轉動手臂，放鬆胸大肌。

× 各5次 緩緩地往前與往後大幅轉動手臂

捏住腋下的肌肉再轉動手臂。捏住腋下與胸部之間的肌肉，再轉動手臂。另一邊也以相同方式放鬆肌肉

姿勢不正與姿勢不良有關，但淋巴阻塞也是造成歪斜的原因之一。放鬆肩膀與胸部前後兩側的肌肉，可矯正上半身；放鬆腹部與臀部的肌肉，可矯正下半身。當前後左右的肌肉都放鬆，姿勢就會變得正確，淋巴也就更加暢通。

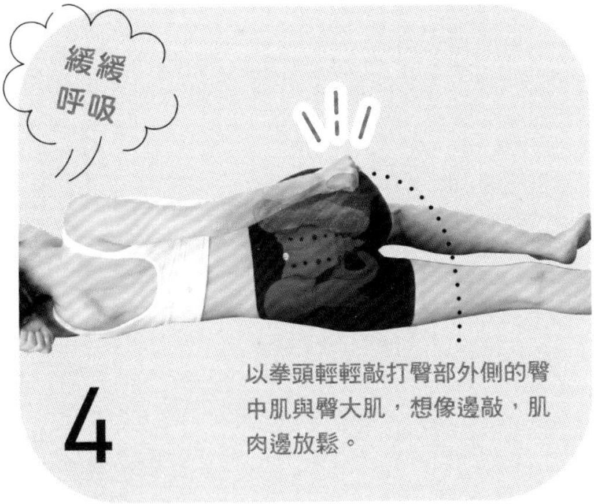
緩緩
呼吸
4
以拳頭輕輕敲打臀部外側的臀中肌與臀大肌，想像邊敲，肌肉邊放鬆。

側躺後，握拳輕敲臀部外側，放鬆這一帶的肌肉。另一側也以相同的方式放鬆肌肉 × **30**秒

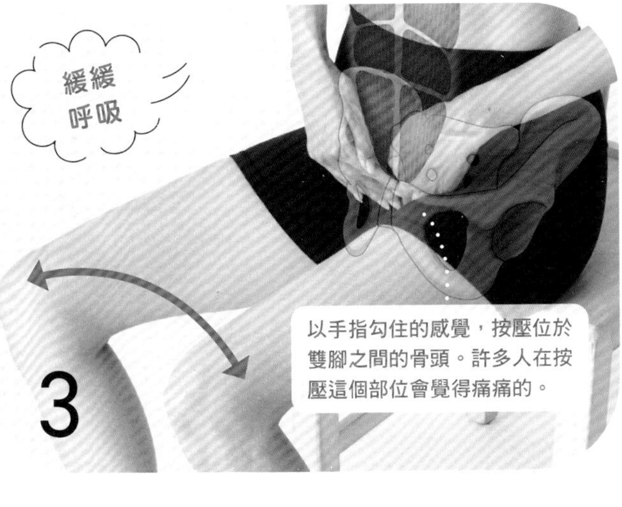
緩緩
呼吸
3
以手指勾住的感覺，按壓位於雙腳之間的骨頭。許多人在按壓這個部位會覺得痛痛的。

像是指尖勾在雙腳之間的恥骨般，一邊用指腹按壓，一邊讓雙腳往左右傾倒 × **5**個循環

COLUMN

\ 手腳冰冷是萬病之源 /

用熱敷活化腸道功能

生理期、生活忙碌、心情不佳或是其他無法進行腸淋巴結疏通按摩的時候，不妨試著讓「身體熱起來」，提升促進腸淋巴的功能。從中醫的角度來看，讓身體熱起來，促進血液循環，也能有效緩解身體不適。大家可趁著工作的空檔或是利用零碎的時間，試著讓身體熱起來。

中醫與西醫不同，認為「氣、血、水」的遲滯是萬病之源。

「氣」的遲滯：失去活力、力氣的狀態。

「血」的遲滯：血液循環不佳的狀態。主要症狀為手腳冰冷。

「水」的遲滯：淋巴流動不順的狀態。例如水腫就是症狀之一。

淋巴與血液的循環不佳，就會失去活力，身體也會疲憊不堪。此外，腹部有許多能促進淋巴與血液循環、增加活力的穴道。利用熱毛巾或是懷爐讓腹部熱起來，可讓氣、血、水的循環暢通。血液循環一旦變好，自律神經也會跟著活躍，由自律神經控制的腸道也會變得更有活力。

熱敷身體的時間點

覺得手腳冰冷或是久坐都是適合的時間點。想到就可以試著熱敷身體。由於毛巾與懷爐的面積都很大，所以只要放在大致的位置就會有效果。如果覺得太燙，就要移開毛巾或懷爐。

※ 為了避免燙傷，在使用懷爐時，要隔著內衣或是衣服，不要直接貼在皮膚上。

▶ 製作熱毛巾的方法 ◀

先將毛巾泡在水裡，再拿出來擰乾，接著放進微波爐，加熱30～40秒左右。將毛巾放進塑膠袋，就不用擔心壓在衣服上面的時候會弄濕衣服。如果覺得太燙，可以再裹一層毛巾，調整至適當的溫度。

熱敷 腹部

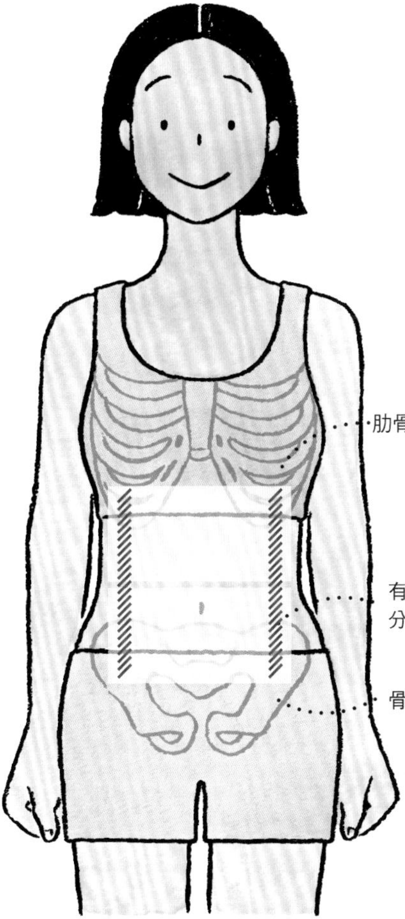

肚臍兩側（三指幅外側）、肋骨下方、骨盆上方的這個區塊有許多與胃部不適、婦女病、便祕有關的穴道。熱敷腹部能改善大腸、小腸與子宮的氣、血、水的遲滯。此外，熱敷腹部等於直接讓腸道熱起來，所以能改善腸道的血液循環！常因手腳冰冷或是緊張而變得僵硬的腹肌也會因為熱敷而放鬆，老舊廢物也就會更快排出，腰部也會因此變得更苗條。

這樣可提升效果！

行有餘力的話，可在熱敷之前，試著進行鎖骨的淋巴結疏通按摩（P44）。當腸道與全身的淋巴變得更加暢通，熱敷的效果就會變得更明顯。此外，總是覺得腹部冷冷的人，可直接熱敷腹部。

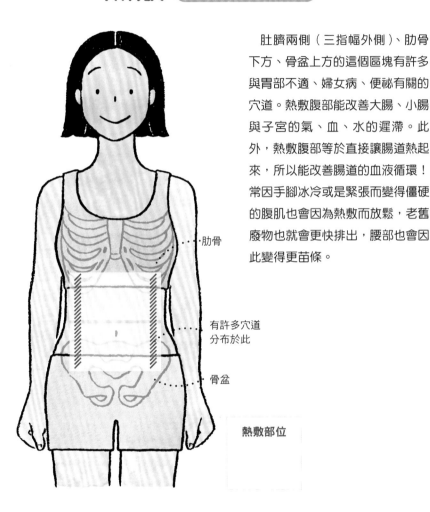

熱敷小腹與臀部

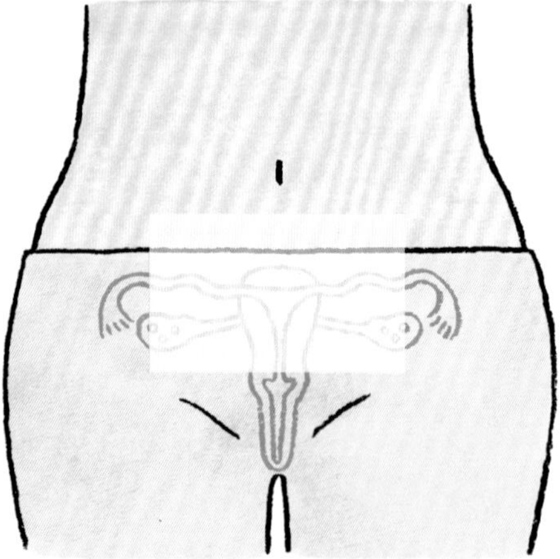

由於子宮位於小腹，所以熱敷小腹除了可緩解內臟冰冷的問題，還能促進膀胱、生殖器、骨盆底肌的血液循環。生理痛多半都是因為血液循環不良所造成，所以也很建議在生理期的時候熱敷小腹。此外，熱敷臀部，與薦骨（位於臀部正中央的骨頭）連接的梨狀肌（骨盆底肌之一）就會放鬆，腰痛也會因此得到改善。有便祕問題的人，可試著熱敷左腰的通便穴。

通便穴 可提升效果！

中醫非常重視脊椎，而脊椎周圍與腹部一樣，分布了許多穴道，而且都與大腸、小腸、骨盆底肌有關，所以在熱敷臀部時，可試著在背部到腰部這塊區域貼暖暖包，同時熱敷上述這些穴道，就能有效促進血液循環。當背部的肌肉不再那麼緊繃，心情也會跟著放鬆。

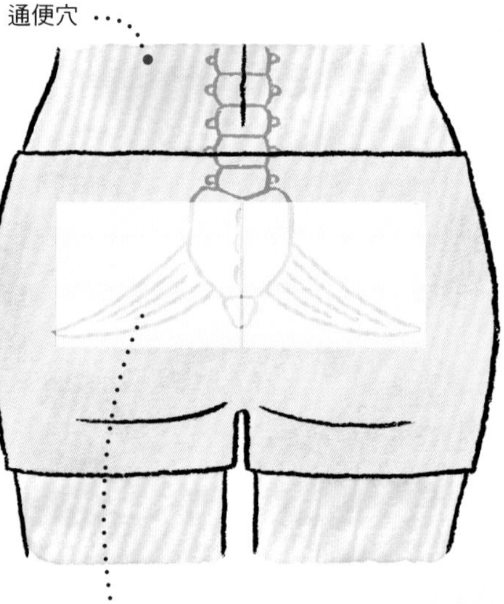
利用大條毛巾
熱敷臀部中央部位也有效果

4章

有許多維持易瘦體質的祕訣！

腸淋巴不再阻塞的生活習慣

透過腸淋巴結疏通按摩調理身體之後，
就要試著在生活維持這個習慣。
只要吃飽睡好，腹部與身體就會越來越健康！

深呼吸，避免淋巴阻塞

我們平常不會特別注意的呼吸與自律神經息息相關，也對腸道活動造成影響。

又深又緩的呼吸可保腸道健康

從呼吸的狀況可看出內心的狀態，太過緊張的話，呼吸會變得又淺又快，心情放鬆時，呼吸就會變得又緩又深。前者是自律神經的交感神經較為活躍的情況，後者則是副交感神經較為活躍的情況。腸道功能會在副交感神經較為活躍的時候跟著活躍，所以深呼吸能促進腸道功能，預防腸淋巴阻塞。

現代人常因工作或人際關係而長期承受壓力，進而陷入交感神經過於活躍的狀態，腸道機能便因此變弱或是無法正常運作。只要刻意練習，讓呼吸變得又緩又深，就能促進腸道健康。

透過呼吸進入身體的氧氣，是燃燒碳水化合物與脂肪的燃料，所以進行深呼吸也有助於減重。

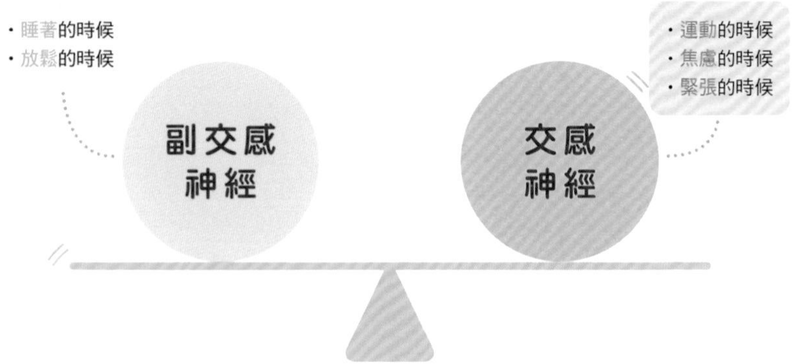

腸道功能會在副交感神經變得活躍時跟著活躍，但如果副交感神經一直都很活躍，整個人就會變得「欲振乏力」，所以**最理想的狀態就是讓身體動起來的交感神經與讓身體放鬆的副交感神經保持平衡**，不要只有一邊過於活躍。

試著
腹式呼吸！

一邊吸氣，一邊讓肚臍一帶慢慢膨脹，接著吐氣，讓腹部消風，以及讓肚臍往內縮。這種呼吸方式可緩緩地進行10次。

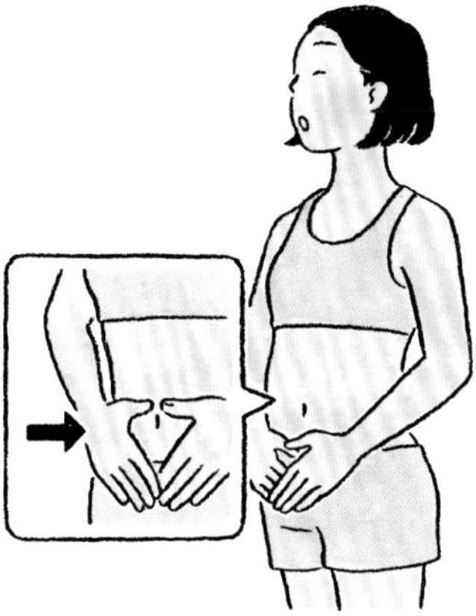

活化副交感神經

腹式呼吸可以讓橫膈膜移動與刺激腸道。如此一來，讓身體放鬆的副交感神經就會變得活躍，心情也會變得平靜。此外，這種呼吸方式會讓腹肌動起來，所以也能讓腸淋巴跟著活躍。

試著
胸式呼吸！

胸式呼吸是讓肋骨漲起來的呼吸方式。**一邊吸氣，一邊讓每根肋骨之間的位置撐開，再慢慢吐氣，讓胸口消風**。這種呼吸方式要重複10次。如果覺得很困難，可試著稍微往後仰。

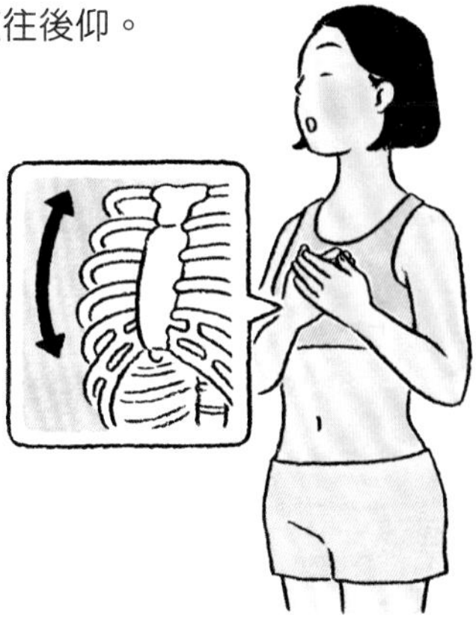

活化交感神經

這種呼吸方式可讓肋骨之間的肌肉伸展與收縮，對肺部與心臟造成刺激。當這些臟器變得活躍，交感神經也會跟著活躍，整個人就會變得神采奕奕。假設交感神經在白天變得活躍，到了晚上之後，副交感神經自然就會變得活躍，自律神經就能維持穩定。

讓全身瘦下來，整個人變得美麗！
促進腸道機能的呼吸方式

這是胸式呼吸搭配腹式呼吸的呼吸方式。由於以全身進行呼吸，能讓小腸、大腸與骨盆底肌全都動起來，還能讓腸淋巴結更加暢通。養成這種呼吸習慣，就能讓腸道常保健康。可以每天練習這種呼吸方式，例如早上起床時或是晚上睡覺前，都是不錯的時間點。

1

吸氣，撐開腹部，
夾緊臀部，維持3秒後，
放鬆臀部，再緩緩吐完所有空氣

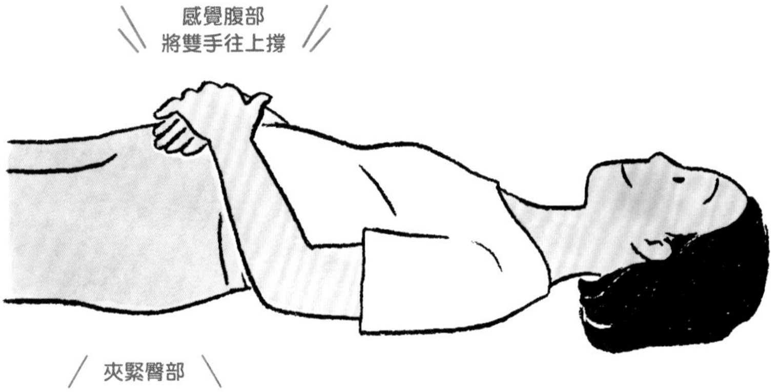

2 吸氣，撐開胸口，夾緊臀部，維持3秒這個姿勢

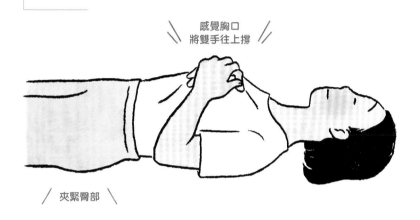

緩緩吐氣，直到吐完所有空氣，然後放鬆 3

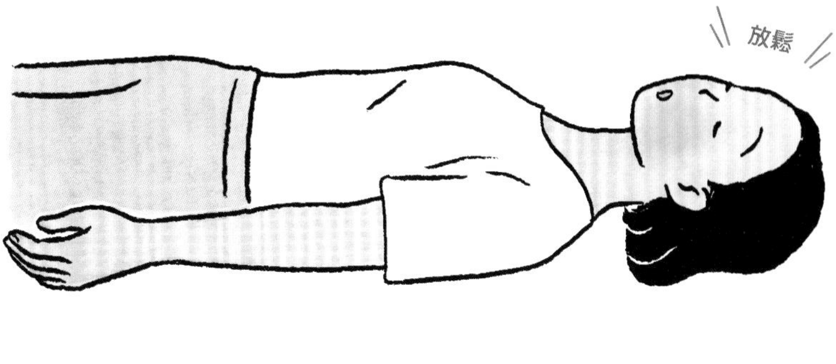

促進循環的晨間習慣

早晨是最適合照顧腸道的時間，培養幾個好習慣，就能讓腸道醒過來，維持一整天的好循環。

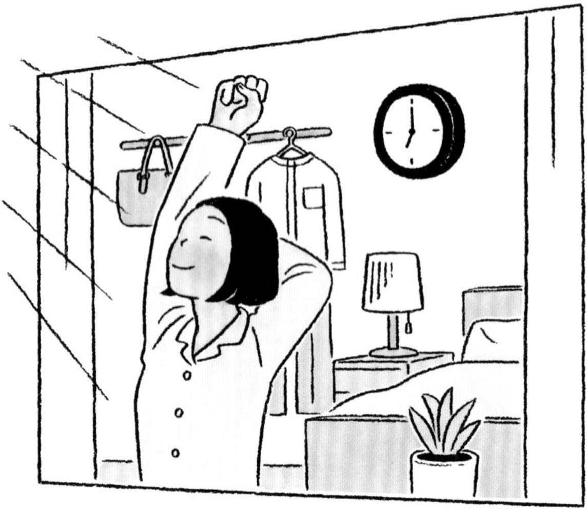

沐浴在晨光之下與吃早餐是非常重要的行程

早上醒來之後，先在棉被裡面進行腸淋巴結疏通按摩（P44），疏通腸淋巴的阻塞。在一天的開始進行，可讓淋巴保持暢通，讓代謝一整天都保持正常。

第二步是打開窗戶，沐浴在晨光之下。就算天氣陰陰的，陽光還是會進入視網膜，啟動生理時鐘與調整自律神經，腸道機能也會因此正常運作，製造讓心情變得沉穩的荷爾蒙與血清素。血清素會在16個小時之後，轉換成誘發睡意的褪黑激素，所以沐浴在晨光之下有助於晚上舒適入睡。

除了上述的兩點，也要記得吃早餐與上廁所，因為這兩件例行公事都能讓腸道正常地運作。

照顧腸道的早晨活動

ACTION 1

喝一杯水

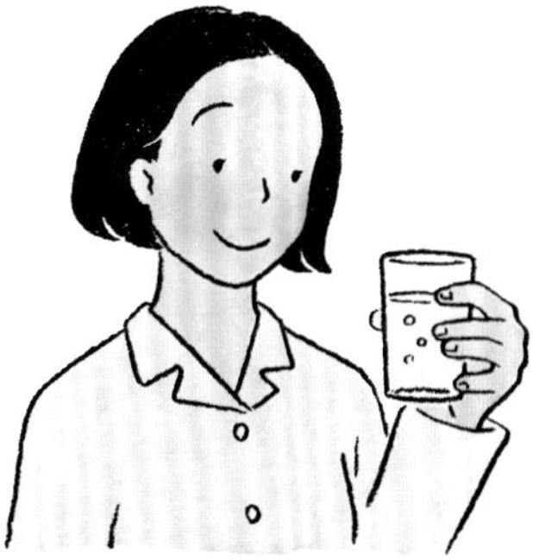

喝水能讓胃部膨脹，胃的重量會刺激大腸，進而誘發便意。常溫的水或是白開水都不錯，但冰水更能刺激腸道蠕動。

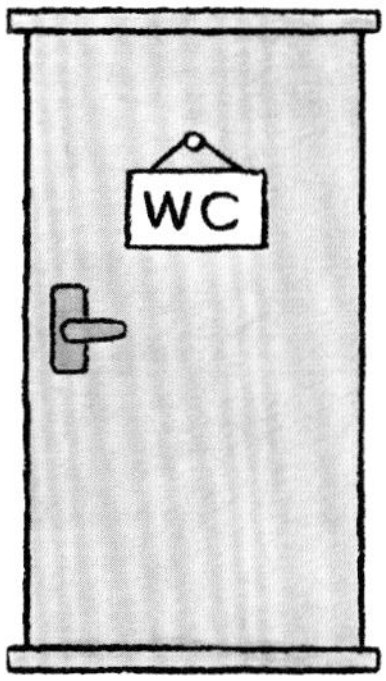

ACTION 2

用餐之後，一定要去上廁所

建議大家培養沒有便意，也去廁所蹲一下的習慣。只要養成這個習慣，身體就會做好「排便」的準備。便祕的人可試著進行「消除便祕的訓練」（P64）。

ACTION 3

一定要吃早餐

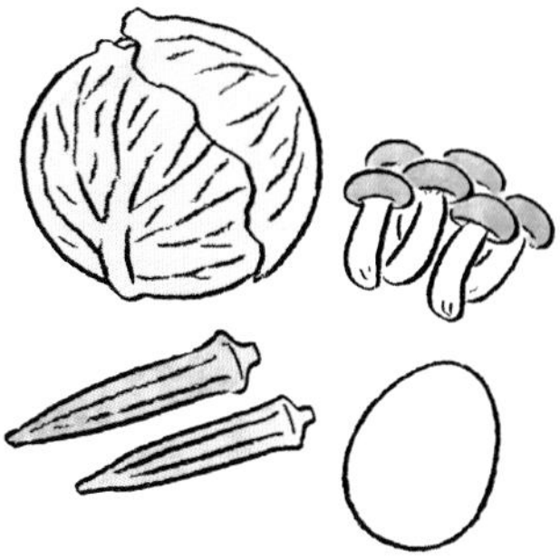

只要有食物進入胃部，胃腸與大腦都會醒來，身體與大腦也會變得更有活力。透過三餐攝取用於製造肌肉的蛋白質與幫助腸道蠕動的膳食纖維是最理想的方式，但是要記得細嚼慢嚥，以免造成消化不良。

提升代謝速率的日間習慣

雖然每天都因為家事或工作忙得團團轉，但只要培養一些好習慣，就能打造不易累積疲勞與易瘦的體質。

步行一站的距離等從改善生活小習慣，讓身體保持良好的循環

腸淋巴結疏通按摩能提升代謝效率，加速脂肪排出，讓我們進入易瘦的循環。這種按摩方式的效果雖然顯著，但如果能於平日搭配一些讓自己變瘦的行為，就能打造淋巴不易阻塞與易瘦的體質。

比方說，上班或下班的時候，故意步行一站的距離。跨大步慢慢走能刺激腹肌與髂腰肌，是能照顧腸道的優良運動。此外，水分可促進體內循環，所以建議一天喝1.5～2公升的水或是無咖啡因的花草茶。

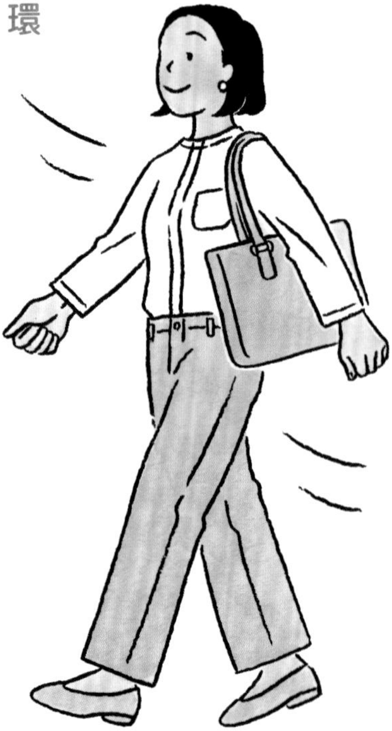

再者，如果發現自己有駝背的問題，可試著在上班或是上廁所的時候，進行腸淋巴結疏通按摩1（P48），也就是將手指勾在肋骨下方，然後一邊吐氣，一邊往肋骨的方向按壓。駝背等於胸口內縮，呼吸會因此變淺，所以舒緩肋骨下方的肌肉，讓呼吸變深，就能促進淋巴循環，也可以試著讓骨盆底肌收縮，或是夾緊肩胛骨，促進新陳代謝以及預防淋巴阻塞。

預防阻塞的減重方式

ACTION 1

夾緊肩胛骨與擴胸

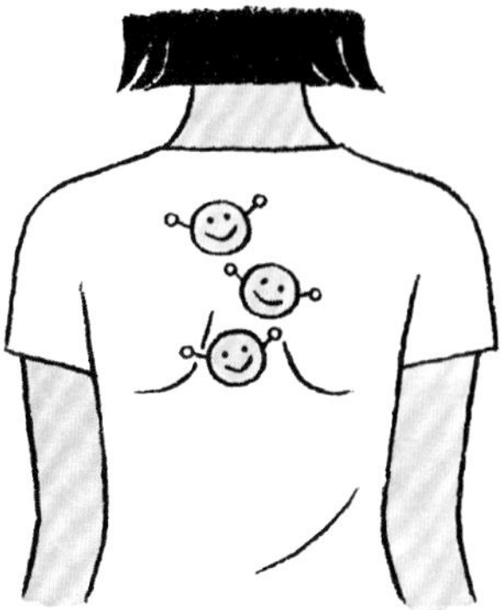

肩胛骨之間有幫助脂肪燃燒的褐色脂肪細胞，只要夾緊肩胛骨就能刺激這些細胞。駝背等於肩胛骨太過放鬆，所以這些細胞也會陷入沉睡。讓我們試著夾緊肩胛骨，啟動燃燒脂肪的開關吧。

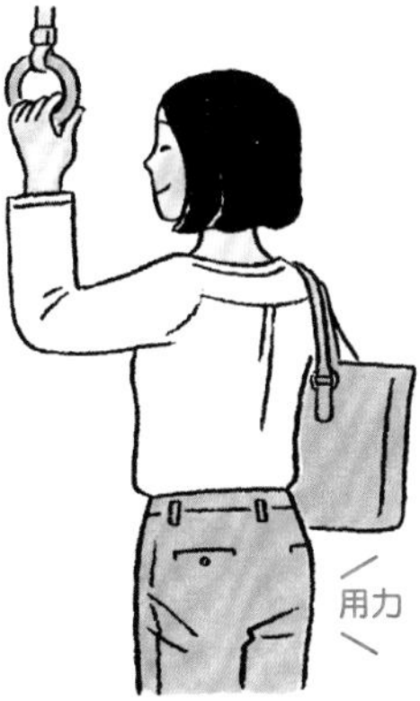

ACTION 2

收緊骨盆底肌

夾緊臀部可刺激深層肌肉，促進淋巴流動。建議大家趁在通勤或是工作空檔，夾緊臀部，緩緩地呼吸3次，再慢慢地放鬆臀部。

ACTION 3

讓脖子向後仰

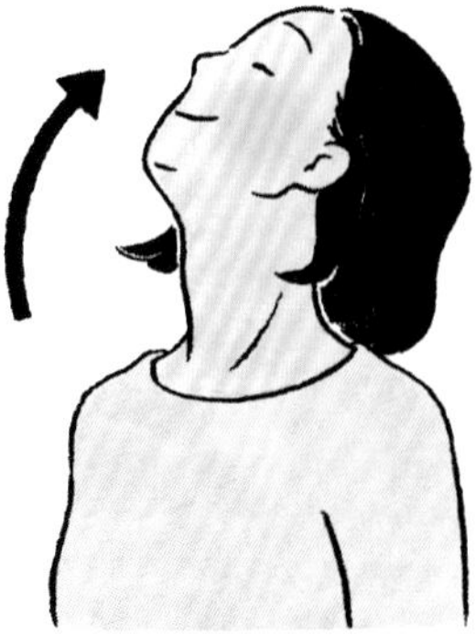

現代人很常因為打電腦與滑手機而低頭，所以脖子前側也很容易阻塞。讓脖子向後仰可疏通鎖骨的淋巴結，也就是靜脈角，促進淋巴流動。一旦淋巴不再阻塞，代謝效率就會跟著提升。

常保腸道健康的晚間習慣

在一天的尾聲做個小動作，能打造腸道常保健康的良好循環。

睡得香甜，腸道就跟著健康

如果副交感神經在晚上變得活躍，身心就會跟著放鬆，也能一覺到天亮。由於白天是交感神經處於活躍的狀態，所以當工作或是家事告一段落，可點燃精油或香氛蠟燭或是泡個澡讓身心放鬆。腸淋巴結疏通按摩可讓腸道放鬆與刺激副交感神經，在棉被裡面進行，也能順利進入夢鄉。

此外，優質睡眠能讓自律神經正常運作。由於腸道機能是由自律神經控制，所以自律神經正常，腸道症狀就能得到改善，也能促進腸淋巴流動。入睡後30分鐘就會開始分泌生長荷爾蒙，調整肌膚與肌肉狀況，所以優質睡眠也有助於抗老。

在介紹晨間習慣時也提過早上沐浴在陽光之下，16小時後會分泌褪黑激素與誘發睡意這件事。如果有失眠問題，建議每天早上沐浴在陽光下就能順利進入夢鄉。

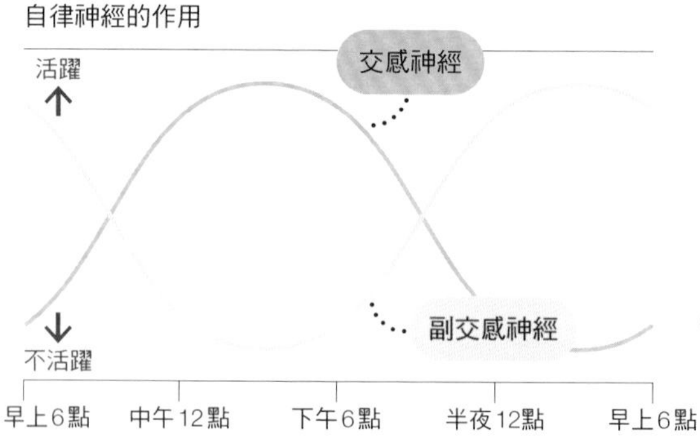

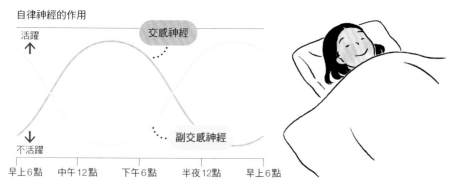

白天交感神經較為活躍，傍晚之後，副交感神經較為活躍。只要在適當的時間點起床與就寢，就能輕鬆地度過一整天。

提升睡眠品質的晚間活動

ACTION 1

少看電視與玩電腦

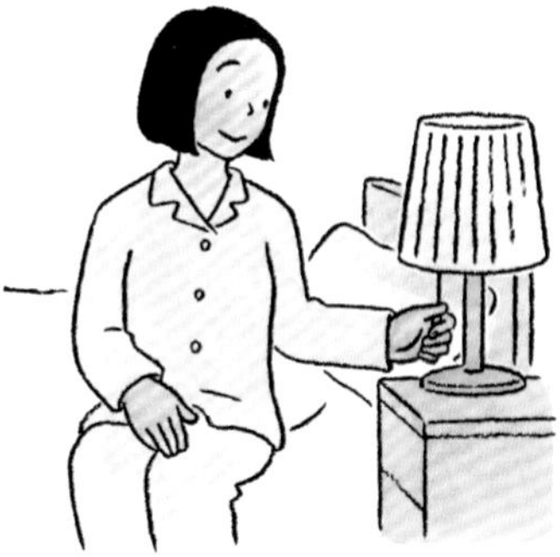

藍光會妨礙睡眠荷爾蒙分泌，所以晚上最好少接觸電子產品。如果能將燈光改成間接照明或是蠟蠋，則會更容易入睡喲。

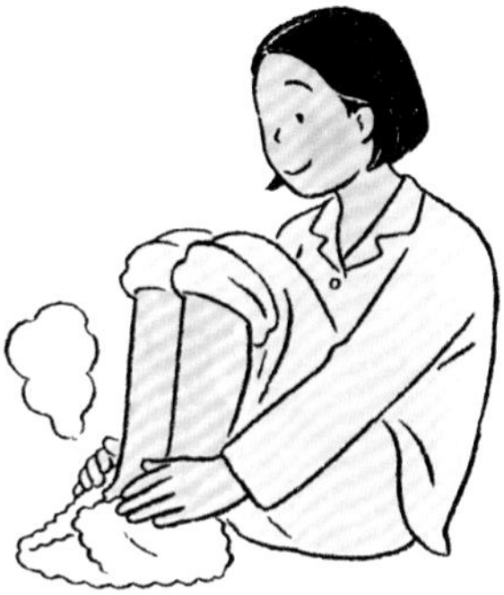

ACTION 2

熱敷指尖與腳尖

由於手腳冰冷不易入睡，所以可利用熱毛巾熱敷指尖與腳尖，模擬副交感神經活躍的情況，幫助身心放鬆，就能緩緩地沉入夢鄉。

ACTION 3

在晚餐的時候
攝取橄欖油

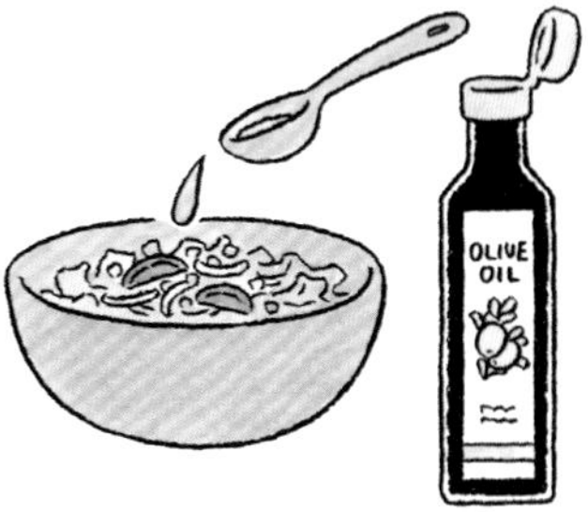

橄欖油的油酸能提升腸道功能，晚餐時攝取一大匙橄欖油，橄欖油就能在睡覺時進入腸道，滋潤腸道黏膜，軟化不易排出的硬便，早上也比較容易排便。

讓腸道活力滿滿的飲食

只要透過平日飲食，稍微照顧一下腸道，就能讓腸道常保健康。

攝取膳食纖維，提升腸道機能

要想提升腸道機能，維持腸淋巴暢通，就要盡可能透過日常三餐攝取富含膳食纖維的食品。膳食纖維是腸道細菌的營養來源。菇類富含非水溶性膳食纖維，高麗菜、秋葵這類蔬菜則富含水溶性膳食纖維，建議大家均衡攝取這兩種膳食纖維。由於奇亞籽同時含有這兩種膳食纖維，所以能有效促進腸胃健康。

此外，脂肪會停留在胃部7～8小時，所以相對油膩的食物應該盡可能在午餐的時候吃，晚上則盡可能不要吃得太油膩，不然就是盡可能在睡覺之前的六個小時吃完。

讓腸道活力滿滿的飲食規律

RULE 1 積極攝取膳食纖維

能讓糞便變軟的水溶性膳食纖維，以及幫助腸道蠕動，促進排便的非水溶性膳食纖維都很重要。

RULE 2 在固定的時間進食

在相同的時間點吃早餐、午餐與晚餐，可讓生理時鐘有條不紊地運作，身體也能因此順利消化食物與分解脂肪。

讓腸道活力滿滿的飲食創意

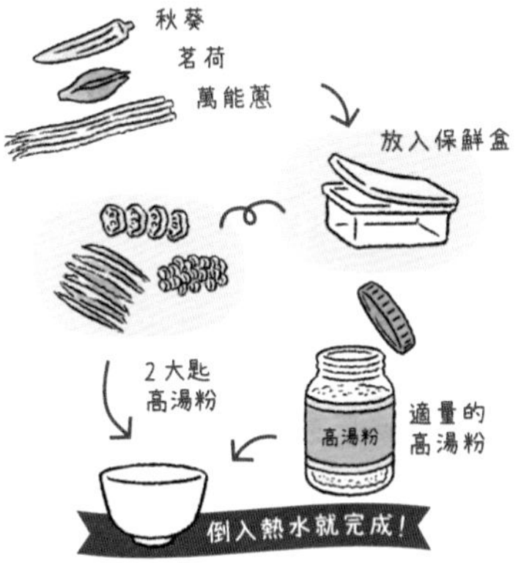

RECIPE 1

富含膳食纖維的沖泡湯品

將切好的蔬菜放入保鮮盒保存。要用時，可放進杯子，再放適量的高湯粉，倒入熱水，就能快速做出即食湯品。這道湯品除了富含膳食纖維，熱量也很低，非常適合減重。

RECIPE 2

富含膳食纖維的涼拌高麗菜

將食材倒入保鮮袋再均勻攪拌。這道料理可放在冰箱保存一週左右。享有「食材界胃腸藥」美譽的高麗菜富含保護胃部的維生素U與膳食纖維，很適合作為肉類料理的配菜，也能與鮪魚、美乃滋一起做成三明治。

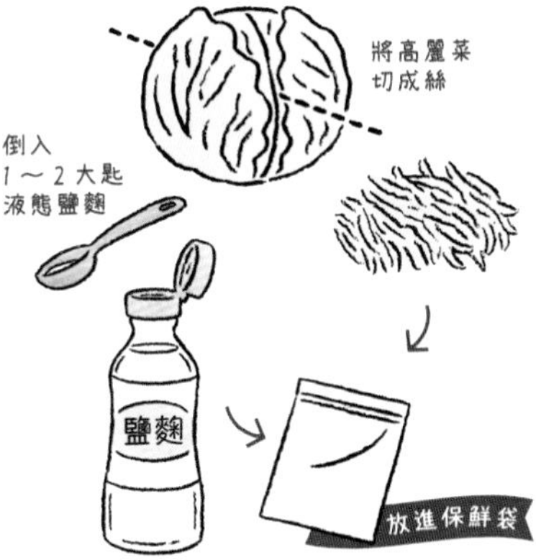

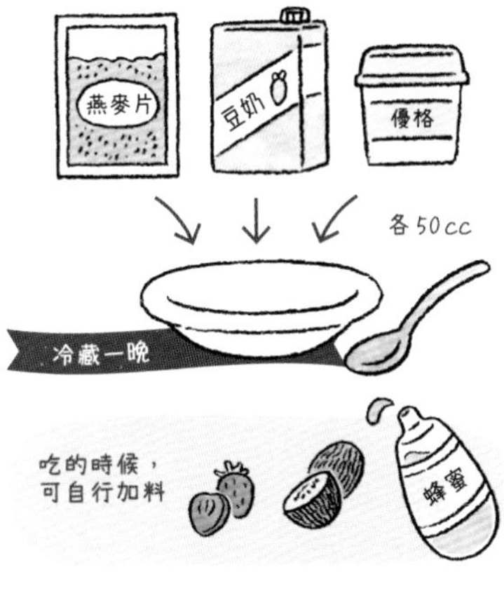
燕麥片
豆奶
優格
各50cc
冷藏一晚
吃的時候，
可自行加料
蜂蜜

RECIPE 3

隔夜燕麥片

將食材倒入碗中，再放進冰箱冷藏一晚，泡成燕麥片之後，再加點水果或是蜂蜜當佐料即可。這道料理除了富含膳食纖維，還有許多蛋白質與鈣質，能一直維持飽足感，所以是非常理想的早餐。

了解維持美白與健康不可或缺的荷爾蒙

女性荷爾蒙與其他的荷爾蒙都是維持生理機能所不可或缺的東西，也與腸道健康息息相關。

荷爾蒙能促進腸道機能

雖然人體一輩子只會分泌一茶匙左右的荷爾蒙，但是荷爾蒙卻不容小覷。要想維持健康，就必須能正常分泌荷爾蒙。荷爾蒙是讓生理機能正常運作的化學物質，會在身體各個部位分泌。

以腸道為例，消化與蠕動（排便的運動）就是由荷爾蒙控制。與腸道有關的荷爾蒙包含促進消化液分泌的胃泌素、胰泌素與蠕動素，只要副交感神經活躍，這些荷爾蒙就會跟著分泌，腸道機能也能正常運作。

至於女性荷爾蒙則與女性的健康息息相關。一到更年期，女性荷爾蒙的分泌量就會銳減，腸道的蠕動就會變慢，進而衍生拉肚子或便祕的問題。本書介紹的腸淋巴結疏通按摩可讓腸道動起來與調整自律神經，所以荷爾蒙也能正常分泌。由於每個環節都環環相扣，所以荷爾蒙正常分泌也能常保腸道健康。

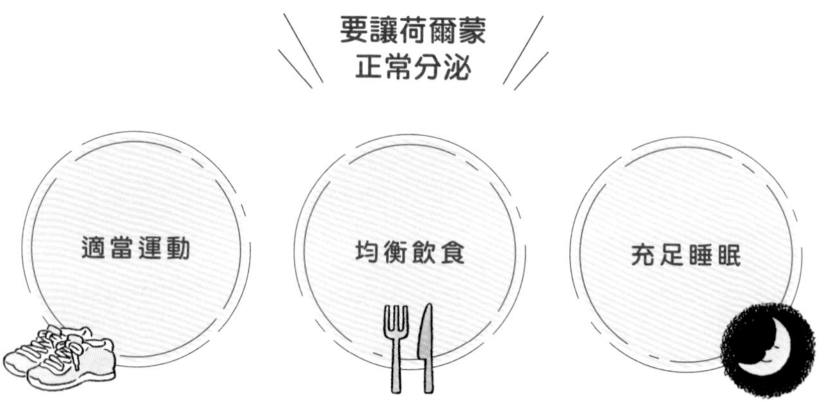
要讓荷爾蒙
正常分泌
適當運動
均衡飲食
充足睡眠

女性荷爾蒙的功能

- 讓末梢血管擴張，促進血液循環
- 讓肌膚保持彈性與光澤
- 塑造女性穠纖合度的體態
- 保持心情沉穩

等

女性荷爾蒙的分泌量一旦減少，身體就會變得燥熱，心情跟著煩躁，也會出現肌膚乾燥、掉髮、容易疲倦這些身心不適的症狀。

女性荷爾蒙的分泌量

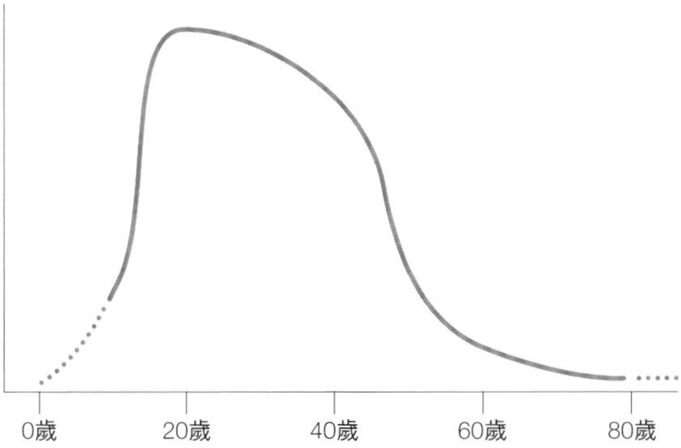

女性荷爾蒙的分泌量會在停經前後（約45～50幾歲）這段期間銳減，抗壓荷爾蒙會代替女性荷爾蒙，發揮類似的效果。不過，若是承受了過多的壓力，抗壓荷爾蒙就無法發揮應有的效果。為了在更年期之後維持腸道健康，要確保放鬆身心的時間，悠哉地過日子。

結語

感謝各位讀到最後。剛開始練習本書介紹的「腸淋巴結疏通按摩」的時候，光是捏住腹部就有可能覺得痛，這正是肌肉過於僵硬，或是體內囤積了大量老舊廢物的證據。

不過，只要持續練習，慢慢地就不會痛，也會漸入佳境。當腹部開始變軟，就是脂肪開始減少的訊號。

由於脂肪減少，代謝跟著提升，所以光是進食就會流汗，而且肌膚也會變得有彈性，所以就算瘦下來，肌膚也不會變得鬆垮。

每天排便順暢是初期明顯可見的生理變化。腸道好菌增加後，排氣時也不會那麼臭。

在進行「腸淋巴結疏通按摩」時，讓骨盆底肌徹底動起來，可讓女性常保美麗，健康地過每一天。鍛練深層肌肉能預防雙腳與腰部的肌肉衰退，進而預防駝背與老化。

但願大家能經常練習「腸淋巴結疏通按摩」，讓身心常保輕盈愉快，越老活得越美麗。

夜久ルミ子

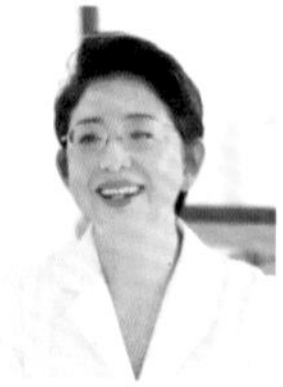

著　者
夜久ルミ子

藥科大學畢業後，曾於醫療中心的藥局擔任藥師。由於對西洋醫學的對症治療抱持疑問，並對全人醫療感興趣，因此開始學習東洋醫學。取得針灸、按摩師證照後，以「了解西藥的東洋治療師」之姿自行開業。雖然得到眾多患者好評，但也發現許多患者都為壓力所苦，深切體認到同時照顧好身心雙方面的重要性。
為進行壓力治療，又學習腦科學、心理學，以及美容美體、芳療等，與身心療癒及美相關的技術，取得了美容綜合證照。此外並全面性結合西洋醫學、東洋醫學、芳療、美容美體等知識與技術，開發出「深層淋巴結舒緩」與「WATCH療法」這兩種排毒法，以做到身心雙方面的壓力治療及實現擁有美麗外表的目標。
目前以「日本唯一的美麗專家」身分，於「RUBYZ」（沙龍、學校。學校位於千葉縣柏市與東京表參道）進行治療與指導，並在日本全國的沙龍舉辦講習與演講。

主要擁有證照：藥劑師、臨床檢查技師、針灸師、按摩指壓師、CIDESCO國際美容師、一般社團法人日本美容協會認證TEA、一般社團法人日本美容協會認證指導講師、一般社團法人日本美容協會社福美容師、美容業協會認證講師、AEAJ認證精油講師、芳療師、WATCH專家、深層淋巴專家等。

STAFF

model	SOGYON（SPACE CRAFT AGENCY）
攝影	三好宣弘（RELATION）
髮型＆化妝	成田幸代
服裝協力	lululemon（ルルレモン）※ P64~67 為工作人員私有物
設計	村口敬太（Linon）、河田有貴
插畫	ながしまひろみ、イラストズー
執筆＆編輯協力	西島 恵

CHOU LYMPH WO NAGASEBA ODOROKU HODO ONAKA KARA YASERU SHINBU LYMPHSETSU KAIHOU CHOUKATSU MASSAGE

Originally published in Japan by SEITO - SHA Co., Ltd.,
Chinese (in traditional character only) translation rights arranged with
SEITO - SHA Co., Ltd., through CREEK & RIVER Co., Ltd.

小腹瘦身術 按摩腸淋巴，打造螞蟻腰

出　　版／楓葉社文化事業有限公司
地　　址／新北市板橋區信義路163巷3號10樓
郵政劃撥／19907596 楓書坊文化出版社
網　　址／www.maplebook.com.tw
電　　話／02-2957-6096
傳　　真／02-2957-6435
著　　者／夜久ルミ子
翻　　譯／許郁文
責任編輯／邱凱蓉
內文排版／洪浩剛
校　　對／謝宥融
港澳經銷／泛華發行代理有限公司
定　　價／320元
出版日期／2023年9月

國家圖書館出版品預行編目資料

小腹瘦身術：按摩腸淋巴，打造螞蟻腰 / 夜久ルミ子作；許郁文譯. -- 初版. -- 新北市：楓葉社文化事業有限公司, 2023.09　面；　公分

ISBN 978-986-370-584-0（平裝）

1. 減重　2. 按摩　3. 淋巴管

411.94　　112012239